LA SÉROPOSITIVITÉ
au quotidien

AF858900

Séropositivité

616.92
CAS

Jill-Patrice Cassuto
Brigitte Reboulot

PILON

LA SÉROPOSITIVITÉ
au quotidien

BIBLIOTHÈQUE-DISCOTHÈQUE MUNICIPALE
Georges PEREC
20, Av. Jean-Jaurès - 93220 GAGNY
Tél.: 01 43 02 45 36

ÉDITIONS ODILE JACOB
15 rue Soufflot, 75005 Paris

"LA SANTÉ AU QUOTIDIEN"
collection dirigée par Édouard Zarifian

déjà parus

1. *L'anxiété au quotidien*
Éric Albert, Laurent Chneiweiss

2. *La schizophrénie au quotidien*
Catherine Tobin

3. *La maladie d'Alzheimer au quotidien*
Hubert Aupetit

4. *L'autisme au quotidien*
Catherine Milcent

5. *La sclérose en plaques au quotidien*
René Marteau

6. *La bronchite chronique au quotidien*
Alain Jehan

7. *L'asthme au quotidien*
Denis Vincent

à paraître

9. *Mal entendre au quotidien*
Marie-Lise Bargues

10. *Les troubles des règles au quotidien*
Anne de Kervasdoué

ISBN 2-7381-0137-2
© ÉDITIONS ODILE JACOB, OCTOBRE 1991

La loi du 11 mars 1957 interdit les copies ou reproductions destinées à une utilisation collective. Toute représentation intégrale ou partielle faite par quelque procédé que ce soit, sans le consentement de l'auteur ou de ses ayants cause, est illicite et constitue une contrefaçon sanctionnée par les articles 425 et suivants du Code pénal.

Toute maladie est un événement qui implique des échanges entre trois partenaires : le malade, son entourage, son médecin. La guérison et le mieux-être dépendent de la nature de ces échanges, et de leur renforcement mutuel. On peut vivre seul sa maladie. Mieux vaut pourtant être trois partenaires à la combattre.

Chaque titre de cette collection se propose d'informer, aussi complètement et clairement que possible, sur une affection. Comprendre pour pouvoir dialoguer : les rapports entre le médecin, le malade, sa famille ou ses proches en seront facilités ; leur alliance, et donc la lutte contre la maladie, renforcées.

C'est aussi un guide pratique, qui fournit des renseignements sur les aides existantes, les aspects administratifs, les adresses à connaître, en bref tout ce qui peut être utile au malade et à ceux qui l'entourent.

E.Z.

DES MÊMES AUTEURS SUR LE MÊME SUJET

1. Jill-Patrice Cassuto, Alain Pesce, Jean-François Quaranta, *Réponses sur le S.I.D.A.. en question(s),* Ellipses, Paris, 1985.

2. Jill-Patrice Cassuto, Alain Pesce, Jean-François Quaranta, *Le S.I.D.A.,* collection “Que sais-je ?” Presses Universitaires de France, Paris, 1986 (1re éd.), 1988 (2e éd.), 1990 (3e éd.).

3. Alain Pesce, Jean-François Quaranta, Jill-Patrice Cassuto, *Pathologie somatique du toxicomane,* collection Abrégés de médecine, Masson, Paris, 1988.

4. Jill-Patrice Cassuto, Alain Pesce, Jean-François Quaranta, *S.I.D.A. et infection à V.I.H,* collection Abrégés de médecine, Masson, Paris, 1990 (1re éd.), 1991 (2e éd.).

5. Pierre Thomas, Alain Pesce, Jill-Patrice Cassuto, Jean-François Quaranta, *Manifestations neurologiques de l'infection par le V.I.H,* collection ABC, Masson, Paris, 1991 (à paraître).

Sommaire

Première partie
HISTOIRE D'UNE PANDÉMIE

Deuxième partie
LE SÉROPOSITIF

Troisième partie
LE REGARD DES AUTRES

PRÉAMBULE

Du syndrome aigu rapidement fatal à la maladie chronique

" *La vie est une maladie sexuellement transmissible et fatalement mortelle.*"
Woody Allen.

Il est des mots indicibles, des maux dont on ne se relève pas, des truismes qui révoltent, des verdicts qui condamnent, des diagnostics qui tuent, des données maldonnées, des maladies malnommées, des malades maltraités, des traitements maladaptés, des ordonnances désordonnées, des idées qui ont la vie dure sur tout, surtout sur les maladies à vie courte.

Qu'il soit mortel n'est pas la première réflexion qui vient à l'esprit à la naissance d'un enfant. En revanche, cette pensée surgit devant un malade cancéreux, même s'il s'agit d'un cancer basocellulaire de la peau, pourtant toujours guérissable. Le monde baptise avec bêtise, puis pactise, rectifie ses amalgames, trop tardivement ; la mémorisation populaire a ses mémoires.

S.I.D.A., maladie mortelle. En quelle année ? Sur quel continent ?

Les séropositifs sont des mortels qui en ont conscience tous les jours ; les séroagnostiques*, un jour sur deux ; les séronégatifs, un jour trop tard.

Maladie innomée, puis surnommée avant même d'être nommée du bout des lèvres, le S.I.D.A. a été désigné par un sigle abs-

---

*Nous désignons par le néologisme séroagnostique un individu qui ignore son état sérologique, mais refuse de réaliser le test, craignant que celui-ci ne soit positif.

cons qui traduit la méfiance dans la reconnaissance de “l’ennemi” puisque les métaphores ont fleuri pour l’éviter : mal du siècle, mal à la mode, fléau de Dieu, peste du XXᵉ siècle... et le malade est devenu le paria, le colporteur de mort, le voleur de vie.

Dans les années soixante, nos maîtres en sémiologie nous enseignaient qu’il ne fallait jamais demander à un malade “s’il avait eu la tuberculose”, mais remplacer cette question par une formulation euphémique : “Avez-vous déjà eu un voile au poumon ? Avez-vous fait un séjour en sanatorium ou en préventorium ?” En 1991, devant la découverte d’une tuberculose, l’entourage demande parfois de cacher le diagnostic au malade, pour ne pas le choquer.

Combien de temps faut-il pour qu’une maladie un temps incurable soit, une fois guérissable, libérée de tous ses tabous ? Combien d’années après l’épidémie que nous vivons, les étudiants en médecine pourront-ils demander “Est-ce que vous avez été contaminé par le virus du S.I.D.A. ? Est-ce que vous en avez guéri facilement ? Pourquoi n’aviez-vous pas été vacciné ?”

Le S.I.D.A., maladie mortelle, ne le sera plus un jour, fatalement.

Les premiers malades du S.I.D.A. sont morts en quelques mois, mais la survie des patients d’aujourd’hui se chiffre en années. De nos jours, l’infection est diagnostiquée dans sa période silencieuse, asymptomatique, qui peut durer spontanément plus de dix ans et qu’un suivi attentif, associé lorsque nécessaire à un traitement antiviral précoce et à une prophylaxie des infections dites opportunistes, est capable de prolonger.

En dix ans, l’infection à V.I.H. a cessé d’apparaître comme un syndrome aigu rapidement fatal pour prendre l’aspect d’une maladie chronique.

Gageons que la décennie qui commence transformera la maladie chronique en maladie curable.

1

HISTOIRE D'UNE PANDÉMIE

"Les seuls réels concurrents des hommes pour la domination de la planète sont les virus."
Joshua Lederberg, Prix Nobel de médecine 1958.

Les maladies infectieuses ne sont pas un vestige du passé ; les virus nous côtoient constamment, respectant un équilibre apparent et éphémère, prêt à se rompre dès qu'un petit groupe humain devient leur victime, déterminant ainsi une *endémie*. Ce groupe se comporte alors en courroie de transmission vers une large population, déclenchant de ce fait une *épidémie* qui, lorsqu'elle atteint toute la planète, devient une *pandémie*.

Trop oubliés, amalgamés avec les bactéries, dont une des caractéristiques est leur sensibilité aux antibiotiques, les virus ont la résistance des organismes rudimentaires et l'intelligence adaptative des logiciels informatiques.

Avec le S.I.D.A., les performances de la biologie moléculaire ont trouvé un large champ d'application mais, paradoxalement, la reconnaissance de l'épidémie a été tardive. Le danger du S.I.D.A. n'a vraiment été pris au sérieux que lorsque Rock Hudson, ami du président Reagan, a rendu sa maladie "honteuse", publique...

CHAPITRE 1

Des chiffres qui cachent le nombre

Historique : des chiens écrasés au génocide

Décrit en 1981 par le Center for Disease Control (C.D.C.) d'Atlanta, le *S.I.D.A., ou Syndrome d'Immuno-Déficience Acquise*, concernait des individus jeunes tous *homosexuels masculins*.

Ils étaient atteints d'une pneumonie rarissime, appelée *pneumocystose*, prototype des infections à germes opportunistes, c'est-à-dire dues à des micro-organismes qui profitent d'un déficit de l'immunité pour devenir pathogènes.

Peu de temps après, des cas de *sarcome de Kaposi*, tumeur maligne cutanée, furent rapportés chez des homosexuels ou bisexuels masculins, cette affection ayant pour caractéristique de survenir également sur un état d'immunosuppression sous-jacent.

L'idée qu'une nouvelle maladie atteignait la communauté homosexuelle des Etats-Unis gagnait du terrain. Il ne faisait pratiquement aucun doute que cette nouvelle pathologie était liée à la licence des mœurs et au nombre faramineux des partenaires, 69 par an en moyenne selon certaines publications, complicité des statistiques et des métaphores populaires… Aussi parlait-on d'homosexuels à partenaires multiples en oubliant que 2 est déjà un nombre multiple !

L'essentiel était surtout que cette nouvelle maladie fût cantonnée à un groupe particulier, car, touchant le sexe, elle touchait la vie et il n'était pas question qu'elle modifiât la vie quotidienne, les liens d'Eros et de Thanatos ne pouvant se concevoir que dans des conditions punitives.

Il était tellement rassurant que cette affection se limitât à Sodome et Gomorrhe que les terminologies, scientiste de "G.R.I.D., Gay Related Immune Deficiency", hypocrite de "Gay Compromise Syndrome", ironique de "péril rose", voire plus péjorative de "Cancer Gay", rassuraient la communauté bien pensante, c'est-à-dire hétérosexuelle exclusive, celle des honnêtes gens. En effet, quel rapport pouvait-il y avoir entre un travesti prostitué et un individu farouchement hétérosexuel, a fortiori féminin ? Aucun rapport sexuel, bien sûr ; mais c'était trop vite oublier le chaînon manquant, le troisième homme...

L'origine du mal fut initialement attribuée au mode de vie spécifique des homosexuels ; c'est ainsi que les "poppers", excitants sexuels et myorelaxants des sphincters, utilisés par les homosexuels, furent incriminés, de même que les pratiques sexuelles sodomiques, condamnant ainsi des animaux de laboratoire à des instillations itératives de sperme aux fins de tester les répercussions sur l'immunité.

Plus tard, la maladie fut diagnostiquée chez des hémophiles, des transfusés, des héroïnomanes par voie intraveineuse, des Haïtiens. Le moyen mnémotechnique, *maladie des 4 H* : homosexuels, hémophiles, héroïnomanes, Haïtiens ou, plus lapidairement pour certains, maladie des "pédés, tarés, drogués, nègres", s'imposait.

Mue par un refus inconscient d'imaginer que cette affection, transmissible par les relations sexuelles et le sang, puisse s'étendre au tout-venant, une partie du monde scientifique, soutenue par les médias complaisants, minimisait le risque hétérosexuel. La remarquable découverte de L. Montagnier et de son équipe établissant l'origine virale de l'affection n'aura pas suffi à faire prendre conscience du risque, pourtant évident a posteriori, de la transmission hétérosexuelle de la maladie, le H manquant.

La réalité étant occultée, le potentiel de gravité du S.I.D.A. pour l'humanité était escamoté.

Cette conjonction d'événements nous conduit en 1991 à une situation de *pandémie*, c'est-à-dire d'une épidémie touchant toute la planète.

Il serait illusoire d'imaginer que l'intérêt que médecins, scientifiques, médias portent au S.I.D.A. relève d'un phénomène de mode, par définition éphémère. Malheureusement, en matière de S.I.D.A., le public ne pourra pas décider de s'en désintéresser, lassé par dix ans de matraquage informatif, car les vraies années S.I.D.A. ne sont pas révolues ; nous commençons à peine à les vivre...

Définitions, contractions, confusions et contradictions

Signification du sigle S.I.D.A.

S.I.D.A. est le sigle de *Syndrome d'Immuno-Déficience Acquise.* Il est la traduction et l'anagramme du terme anglo-saxon A.I.D.S., Acquired Immune Deficiency Syndrome.

Les étiquettes G.R.I.D. pour Gay Related Immune Deficiency, Gay-S.I.D.A., Cancer Gay, proposées initialement, restrictives et accusatrices puisque liées à l'homosexualité masculine, n'ont pas été pérennisées par l'usage.

Le vocable S.I.D.A., malmené à la fois par une signification réelle ésotérique et une consonance propice à l'autonomie, est souvent écrit SIDA, perdant la ponctuation réglementaire d'un sigle, ou même Sida, voire sida, comme on écrirait gale.

Précisons qu'un syndrome est un ensemble de symptômes (ou signes) constituant une entité clinique mais non étiologique, c'est-à-dire dont on ignore l'origine. Le terme de syndrome se distingue donc au sens strict de celui de maladie par l'absence de cause précise. La découverte en 1983 par L. Montagnier et son équipe de l'agent viral du S.I.D.A. aurait dû le promouvoir au rang de M.I.D.A., Maladie d'Immuno-Déficience Acquise.

L'erreur sémantique est parfaitement illustrée chaque fois que l'on parle de la “maladie du S.I.D.A.”. Cependant, le sigle S.I.D.A., largement entériné du fait de son ancienneté, est désormais acquis.

Définition du S.I.D.A.

Le S.I.D.A. est un état de déficit immunitaire chronique viro-induit, l'agent causal étant le virus de l'immunodéficience humaine (V.I.H.). En fait, la conception actuelle consiste à parler des différentes formes de l'infection à V.I.H. dont le S.I.D.A. représente la forme majeure.

Au cours du S.I.D.A., le V.I.H. atteint le système immunitaire (système de défense dont le chef d'état-major est le lymphocyte) à un point tel que l'organisme est la victime de certaines infections tout à fait stéréotypées ou de cancers particuliers.

Plus prosaïquement, *le S.I.D.A. naît des noces barbares d'un virus et d'un lymphocyte.*

Séropositivité

Lorsqu'un agent infectieux entre en contact avec un organisme, celui-ci réagit en fabriquant des molécules appelées *anticorps* qui se fixent sur le germe. On retrouve alors dans le sang, ou plus précisément dans le sérum, des anticorps spécifiquement dirigés contre l'agent étranger. Ces anticorps sont souvent protecteurs, comme les anticorps antivirus de l'hépatite B, les anticorps de la rougeole, de la rubéole, des oreillons ; parfois ils ne sont que les *témoins passifs de l'infection* et restent sans effet protecteur : c'est le cas pour les anticorps antitréponème syphilitique et malheureusement pour les anticorps anti-V.I.H.

Lorsqu'on dit d'un sujet qu'il est *séropositif*, c'est-à-dire porteur d'anticorps dans son sérum, cet adjectif est imprécis car il convient de préciser vis-à-vis de quel germe, de quelle substance. En fait, le public et les médias ont découvert cette notion de séropositivité avec le S.I.D.A., aussi le terme "séropositif" est-il maintenant assimilé à "séropositif anti-V.I.H.".

Cet état de "séropositif" dont on discute le statut n'implique en rien l'existence d'une pathologie clinique associée. La séropositivité apparaît six semaines à trois mois après le contact infectant et persiste jusqu'au stade de S.I.D.A. avéré en passant par le portage viral sans symptôme. Cette situation de porteur asymptomatique ou de séropositif est néanmoins contaminante. Cela signifie que l'aspect physique du sujet séropositif ne le distingue en rien d'un individu séronégatif.

Sidénologie, sidénologue, sidéen

L'apparition du S.I.D.A. et de l'infection par le V.I.H. a entraîné la création d'une spécialité médicale désignée par le terme de *sidénologie* ; elle est exercée par des *sidénologues* qui prennent en charge les malades *sidéens* et les sujets séropositifs.

Biographie du S.I.D.A.

Alors que la variole disparaissait en 1977, le monde scientifique imaginait que ses efforts se concentreraient désormais dans la lutte contre le cancer, les affections cardio-vasculaires, les maladies génétiques, les accidents de la circulation et qu'il s'offrirait même le luxe de contrecarrer la dernière étape physiologique de la vie, le vieillissement. C'était trop vite oublier la prédiction de Charles Nicolle formulée en 1930 dans *Naissance, vie et mort des maladies infectieuses* : "Il y aura des maladies nouvelles, c'est un fait fatal." Mirko Grmek défend l'hypothèse de ce qu'il baptise la *pathocénose*, c'est-à-dire d'un équilibre pathologique ; l'existence d'une ou plusieurs maladies empêchant l'émergence d'une nouvelle.

Le 5 juin *1981* est la date de naissance officielle de ce qui sera dénommé par la suite le S.I.D.A. Ce syndrome initialement dysnommé a été rapporté par le Center for Disease Control (C.D.C.) d'Atlanta (U.S.A.) dans un hebdomadaire intitulé *Mortality and Morbidity Weekly Report*. L'article décrivait l'apparition chez des homosexuels masculins d'une pneumonie à *Pneumocystis carinii*. Dans les mois qui suivirent, ce sont des cas de sarcome de Kaposi qui furent observés, cette fois encore chez des homosexuels immunoprives, c'est-à-dire présentant un déficit de l'immunité.

1983 : Luc Montagnier, Jean-Claude Chermann et Françoise Barré-Sinoussi, de l'Institut Pasteur, isolent une particule virale dans les lymphocytes ganglionnaires d'un malade. Ils baptisent le virus : L.A.V. pour Lymphadenopathy (ganglion) Associated Virus.

1984 : Robert Gallo découvre le même virus et le dénomme HTLV-III (Human T cell-Lymphotropic Virus type III). Par la suite, dans un souci de neutralité, L.A.V. et HTLV-III seront rebaptisés H.I.V. pour Human Immunodeficiency Virus ou V.I.H. en français, mettant ainsi l'accent sur le déficit immunitaire induit par ce virus.

1984 : démonstration de l'activité antivirale in vitro (dans l'éprouvette) de l'AZT ou zidovudine ou Rétrovir®.

1985 : premiers essais thérapeutiques par l'AZT aux U.S.A..

1985 (1er août) : dépistage systématique en France des anticorps anti-V.I.H. lors des dons du sang.

1987 : commercialisation de l'AZT en France.

1988 : premiers essais thérapeutiques par l'AZT chez les porteurs asymptomatiques.

1989 (juin) : Ve conférence internationale sur le S.I.D.A. à Montréal ; pour la première fois, participation de malades à un congrès médical.

1990 : premiers essais thérapeutiques par la ddI en France.

1990 (juin) : VIe conférence internationale sur le S.I.D.A. à San Francisco, officiellement boycottée par la France, en raison de la nécessité pour les séropositifs de demander un visa spécial. Le suivi d'individus séropositifs avec un recul de onze ans montre que 53 % d'entre eux ont développé un S.I.D.A.

1990 (juin) : rapport Dormont, consensus sur les modalités d'utilisation de l'AZT et des thérapeutiques prophylactiques de la pneumocystose chez les séropositifs asymptomatiques en France.

1991 (juin) : VIIe conférence internationale sur le S.I.D.A. à Florence. Ce congrès intitulé pompeusement "La Science défie le S.I.D.A." a permis en fait de faire le point sur les progrès... de la propagation de l'épidémie.

La chronologie des découvertes et des faits a été souvent bousculée dans l'histoire du S.I.D.A. C'est ainsi qu'en 1988 les cas européens les plus anciens de l'ère pré-S.I.D.A. officielle ont été rapportés par des auteurs norvégiens. Ils relatent l'histoire, datant de 1966, d'un marin qui avait voyagé en Afrique et qui était décédé d'une maladie à l'époque inexpliquée. Les constatations cliniques, immunologiques, autopsiques correspondent aux descriptions actuellement admises du S.I.D.A. Sa femme et sa fille sont décédées dans les mêmes circonstances. Sur le sang congelé de ces trois malades ont été mis en évidence, rétrospectivement, des anticorps anti-V.I.H. ! C'est en 1988 également qu'on reconsidère le dossier d'un jeune Noir new-yorkais de 15 ans décédé en 1968 de façon inexpliquée. Son sérum cryopréservé possédait des anticorps anti-V.I.H.

Le plus ancien malade européen présentant des symptômes cliniques de S.I.D.A. est un marin anglais, qui avait également séjourné en Afrique et était mort à Manchester en 1959. Le diagnostic rétrospectif a été posé par la découverte du V.I.H. dans des prélèvements tissulaires conservés. Un sérum zaïrois prélevé la même année a été analysé en 1986 : il s'est avéré séropositif.

On sait pertinemment aujourd'hui, d'une part, que les tableaux cliniques de S.I.D.A. décrits en 1981 en Californie ne représentent que la forme la plus avancée de l'infection par le V.I.H. et d'autre part que ce virus existait depuis plusieurs dizaines d'années. Après la description luxuriante de la luxurieuse maladie californienne, le monde incrédule découvrait l'épidémie hétérosexuelle africaine et, du même coup, le probable continent d'origine du V.I.H.

L'accent mis dans les premières publications américaines sur la caractéristique homosexuelle de cette affection a donc occulté à la fois la préhistoire et l'après-histoire du S.I.D.A. Il aura fallu une décennie pour réaliser que le fait divers du 5 juin 1981 correspondait à la découverte fortuite des prémices d'un génocide.

Ceux qui nient la gravité de la situation se comportent comme des révisionnistes contemporains du drame. Une telle attitude correspond à une tentative d'homicide volontaire, de non-assistance à population en danger, de crime contre l'Humanité.

Le S.I.D.A. dans le monde

En 1991, la pandémie s'étend progressivement à de nombreux pays. Il faut la considérer désormais comme un phénomène permanent. Certaines régions d'Asie et d'Amérique latine, jusque-là épargnées, sont désormais atteintes par l'infection à V.I.H.

En Afrique, la situation est si critique que l'on considère que l'épidémie infléchira la courbe démographique du continent.

Au 1er avril 1991, 345 558 cas cumulés de S.I.D.A. ont été déclarés à l'O.M.S. (Organisation Mondiale de la Santé), mais le nombre réel de cas, compte tenu des retards de déclarations et surtout des non-déclarations, est estimé entre 1 000 000 et 1 500 000. Ces déclarations proviennent de 136 pays, dont 40 États d'Amérique, 43 États africains, 28 États européens, 25 États d'Asie et 4 d'Océanie.

TABLEAU I

Répartition des cas de S.I.D.A.
dans le monde (1er avril 1991)

Amérique	207 364
Europe dont France	48 144 14 449
Afrique	86 228
Asie	1 056
Océanie	2 766
TOTAL	345 558

L'épidémie en Afrique

Le nombre de cas de S.I.D.A. recensés en Afrique est relativement modeste : 86 228 au 1er avril 1991 (aucun cas déclaré en 1981). Même minimisé, ce chiffre correspond à un quart des déclarations mondiales, alors que le continent africain représente un dixième de la population de la planète. Il faut l'interpréter en tenant compte d'une sous-estimation dont les facteurs sont multiples :

– absence de diagnostic des premiers cas ou appellation régionale de la maladie : Slim disease (maladie de la maigreur) en Ouganda. Dans de nombreux pays, il s'agirait d'une ancienne maladie nouvellement "redécouverte".

– volonté politique de sous-estimer l'épidémie, en raison des répercussions sur le tourisme.

– crainte de jeter l'anathème sur la race noire.

– refus d'accepter que l'Afrique soit le berceau du V.I.H., hypothèse considérée comme le reflet d'une démarche occidentale raciste. Cette attitude peut aller jusqu'à nier la présence de la maladie en Afrique, comme l'illustre l'interprétation propagandiste du sigle S.I.D.A. : "Syndrome Imaginé pour Décourager les Amoureux".

"Chez nous l'homosexualité n'existe pas" soutiennent certains ministres africains, comme si cet argument exemptait du risque. Leurs homologues du Moyen-Orient déclarent que les interdits de l'islam mettent à l'abri du V.I.H.

Le nombre de porteurs du virus sur le continent africain est estimé à trois millions et, dans certaines zones, 20 % de la population est infectée (Ouganda). Sur tout le continent, les femmes sont autant touchées que les hommes par l'infection à V.I.H. (1,3 homme / 1 femme).

En Afrique, *le mode de contamination* est essentiellement *hétérosexuel* (l'homosexualité, la toxicomanie, l'hémophilie n'y ont joué aucun rôle) mais il s'agit aussi d'une *contamination d'hétérosexuels* infectés en dehors des relations sexuelles :

– transfusions, probablement responsables de 2 à 10 % des cas (anémies fréquentes dues au paludisme) ;

– transmission materno-fœtale, éventuellement allaitement ;

– scarifications, excisions, infibulations, circoncisions ;

– vaccinations à large échelle avec réutilisation d'aiguilles et de seringues non stérilisées ;

– croyance en une efficacité quasi magique des traitements administrés par voie parentérale (injections) qui, de ce fait, ont la préférence du public ;

– fréquentation de dispensaires antivénériens où les patients atteints de maladies sexuellement transmissibles recevaient des injections avec des seringues et des aiguilles réemployées, puis reprenaient une activité sexuelle à multipartenaires.

En Afrique, la fréquentation des prostituées est banalisée. Le multipartenariat, voire la polygamie sont considérés comme des signes extérieurs de richesse, ce qui explique que le S.I.D.A. décime les couches sociales les plus productives et reproductives des nations africaines.

Victoria a dix-neuf ans ; elle vit dans un bidonville délabré de Nairobi. Elle gagne sa vie en pratiquant le seul métier qu'elle puisse exercer compte tenu de la conjoncture économique, de son acquis éducatif, du physique qu'elle offre et de la demande qu'elle reçoit : la prostitution. Son tarif : 400 francs CFA *(8 FF) par client. En 1990, elle n'a pas pu les compter mais elle est sûre d'avoir dépassé le millier. Le temps passe... Plus que les années précédentes, elle a dû se faire soigner pour ces maladies de femmes que donnent les hommes. Le S.I.D.A., non seulement elle en a entendu parler, mais elle sait qu'on lui a fait deux fois une prise de sang, et qu'elle n'était pas bonne. Elle connaît* LA MALADIE *; elle a assisté à des réunions d'information. Elle utilise maintenant les préservatifs. Constamment, enfin presque, sauf lorsque le client ne veut pas. Le client n'a pas toujours sa raison mais il a toujours raison et Victoria, elle, ne peut donner la sienne.*

Elle estime, en tous les cas, qu'elle a plus de chance que sa sœur qui a souvent de la fièvre, qui a maigri, et dont le fils est mort avant d'avoir eu un an.

La vie n'est pas facile ; la concurrence est rude avec ces filles, à qui elle ne veut pas jeter la pierre, qui font l'amour pour le plaisir, mais qui pour rendre cet amour plus grand y ajoutent une note pécuniaire. Péripéties de péripatéticiennes.

Récession économique et prostitution officielle ou officieuse vont de pair et s'érigent contre la prévention au Kenya. Cette érection n'est pas que nationale. Ce phénomène touche la plupart des pays d'Afrique.

A Nairobi (Kenya), 90 % des prostituées sont porteuses du virus.

A Ouagadougou (Burkina-Faso) les rues chaudes sont parsemées de tabourets et sur ceux-ci des jeunes femmes sèchent, sèchent, sèchent. Les tabourets sont répertoriés par les services de police, mais pas les barmaids diurnes qui racolent en nocturne à vingt cents. Le gouvernement tente de faire obstacle au S.I.D.A. et a créé la Commission Nationale de Lutte contre la Prostitution de Racolage et la Fréquentation des Lieux de Loisirs par les Mineurs, commission dont le sigle à ce jour n'a pu entrer dans les mœurs. En ce qui concerne la population générale, le coût prohibitif du test de dépistage (10 000 francs CFA, soit 200 FF) dissuade les Burkinabés inquiets.

A Kampala (Ouganda), les statistiques sont alarmantes : 6 % de la population du pays est atteinte par le S.I.D.A. et 20 % des Ougandais seraient séropositifs. Les populations rurales sont illettrées ou semi-illettrées et bon nombre d'enfants ont des pratiques sexuelles à partir de 11 ans. Le gouvernement actuel, contrairement au précédent, ne craint pas que l'Ouganda apparaisse comme le pays d'Afrique le plus touché en valeur absolue.

A Kigali (Rwanda), le S.I.D.A. est considéré comme la maladie des familles. Elle tue père et mère. Les enfants sont sidéens, ou au mieux seulement orphelins.

Carole vit à l'hôpital dans la salle commune des femmes, où les sidéennes occupent les lits deux par deux. Elle n'est pas malade, même pas infectée par le virus. Elle est orpheline. Dans le même trimestre, elle a perdu sa sœur puis sa mère. Ce n'est pas faute de les avoir soignées, puisqu'elle veillait à ce qu'elles aient à boire et parfois même à manger. Elle ne considérait pas que vider les seaux d'urines ou d'excréments était une corvée. Cela fait partie d'une vie banale de petite fille de 5 ans dans cette ville où 30 % de la population adulte est contaminée.

Une infirmière lui a fait rencontrer son père mais celui-ci a refusé de prendre Carole avec lui. La mère de l'enfant n'était pour lui qu'un "deuxième bureau", terme consacré pour désigner une maîtresse attitrée. Certains gros travailleurs arrivent à cumuler ainsi de nombreux bureaux, véritables succursales du V.I.H., ateliers de confection d'orphelins.

L'épidémie africaine prend une dimension encore plus dramatique avec la maternité prolifique qui met au monde des nouveau-nés infectés dont l'espérance de vie est très courte. Malgré le risque de transmission du V.I.H. lors de l'allaitement, les matrones d'accouchement et les agents de santé communautaire recommandent ce mode d'alimentation car, dans certaines régions, le risque de malnutrition est encore plus grand. Les enfants qui ne sont pas atteints sont menacés d'être rapidement orphelins. Les personnes âgées voient mourir avant eux leur progéniture, à l'âge de trente ou quarante ans, perdant du même coup leur soutien financier.

L'épidémie au Maghreb

En Algérie, 77 cas de S.I.D.A. ont été déclarés et environ 250 séropositifs dépistés. Les chiffres officiels sont à peu près identiques en Tunisie et au Maroc. Même si ces statistiques ne reflètent qu'un dixième de la réalité, les pays du Maghreb sont encore au seuil de l'épidémie de S.I.D.A., comme l'Europe au début des années 80, mais ils en franchissent les étapes à une vitesse déconcertante.

Si les données épidémiologiques sont sensiblement les mêmes dans les trois pays du Maghreb, en revanche le mode de propagation diffère : il est essentiellement par voie sexuelle au Maroc et sanguine en Algérie. En effet, dans ce pays, seuls 6 centres de transfusion (sur 130) disposaient jusqu'à présent de tests de dépistage, mais tous devraient être équipés fin 91. Les autorités tunisiennes observent un mutisme total vis-à-vis de l'infection à V.I.H.

Au Maroc, l'information du public et les campagnes de prévention se mettent en place, mais l'Algérie se trouve confrontée à l'opposition des milieux islamistes.

L'épidémie en Asie

En Asie du Sud-Est, l'épidémie est encore à un stade peu avancé, mais elle devrait s'étendre au même rythme qu'elle l'a fait en Afrique au début des années 80.

En Thaïlande, les dernières statistiques officielles ont recensé 80 000 séropositifs, mais le nombre de Thaïlandais porteurs du virus est estimé à 300 000. Les tiroirs des tables de nuit des hôtels de Bangkok regorgent de documentation concernant l'épidémie de S.I.D.A., mais l'affluence touristique n'a pas diminué ces dernières années. Seul le tarif des prostitués (garçons ou filles) "vierges" a nettement augmenté.

Le nombre des personnes infectées par le virus, en Asie, est estimé à 500 000, mais ce chiffre pourrait être beaucoup plus élevé.

L'épidémie en Amérique

En Amérique latine et dans les Caraïbes, un million d'adultes et dix mille enfants sont contaminés par le V.I.H. Le virus semble avoir été introduit à la fin des années 70 dans cette zone du globe.

En Haïti, les premiers cas de S.I.D.A. ont été observés chez des hommes bisexuels, mais actuellement la propagation est surtout de type hétérosexuel.

Le Brésil, un des pays les plus touchés d'Amérique du Sud, présente un temps de doublement des cas de S.I.D.A. extrêmement court.

En Amérique du Nord, on estime que 1,5 million d'adultes sont porteurs du virus. La transmission par voie homosexuelle s'est ralentie depuis le milieu des années 80, mais la contamination par relations hétérosexuelles progresse régulièrement.

Au 1er avril 1991, 167 803 cas de S.I.D.A. ont été déclarés aux Etats-Unis. La maladie atteint d'une manière disproportionnée les communautés noire et hispanique. Deux foyers majeurs d'infection ont élu domicile, l'un en Californie, essentiellement composé d'homosexuels, l'autre à New York, de toxicomanes.

100 000 Américains (90 % de sexe masculin) sont déjà morts du S.I.D.A., deux fois plus que pendant la guerre du Vietnam, 2 000 fois plus que pendant la guerre du Golfe ! C'est la raison pour laquelle l'association Act-Up, dont le slogan initial était "Silence = Mort", prône maintenant "De l'argent pour le S.I.D.A., pas pour la guerre". Il faut préciser que le S.I.D.A. tue une personne toutes les huit minutes dans le monde.

Le S.I.D.A. en Europe

Le S.I.D.A. en Europe est marqué par une extension de la maladie parmi les toxicomanes par voie intraveineuse.

En effet, depuis 1982, le nombre de cas déclarés parmi les toxicomanes a augmenté plus rapidement que dans tous les autres "groupes" de transmission. Ces cas sont plus jeunes que ceux recensés parmi les homosexuels et bisexuels masculins.

La répartition des cas de S.I.D.A. en Europe est représentée dans le tableau II (les variations par rapport au tableau I sont le fait de la prise en compte de déclarations tardives).

L'épidémie en Europe de l'Est

Contrairement à ce qu'on avait pu croire en raison d'un excès de confidentialité, les pays de l'Est n'échappent ni à la drogue, ni au S.I.D.A. La glasnost a entraîné un réveil brutal.

L'Union Soviétique a recensé 1 163 séropositifs au 1er avril 1991, dont 50 cas de S.I.D.A. Parmi les malades atteints de S.I.D.A., 30 % sont homosexuels. L'information concernant les risques liés à l'homosexualité n'aurait été diffusée qu'en 87-88 alors que les lieux de rencontre pour homosexuels apparaissaient dans tous les guides de Moscou, édités pour les étrangers. A Volgograd et à Elista, deux foyers d'infection ont pris naissance en raison de la réutilisation de seringues usagées, non stérilisées. Respectivement 23 et 58 enfants ont été ainsi contaminés.

75 % des toxicomanes de Varsovie seraient séropositifs.

Des milliers d'enfants roumains ont été contaminés par des "mini-transfusions nutritives".

Le S.I.D.A. en France

Le nombre de cas de S.I.D.A. déclarés en France depuis le début de l'épidémie est de 15 534 au 1er juillet 1991.

On estime que la sous-déclaration correspond à 10 à 20 % des cas officiels. Ce qui situe le chiffre réel entre 19 000 et 21 000.

La répartition des "groupes de transmission" se modifie au cours du temps : on observe ainsi une augmentation de la part relative des toxicomanes et des hétérosexuels et une diminution de la part relative des homo/bisexuels, des transfusés et des enfants. De même, on note au cours du temps une augmentation de la part relative des cas hétérosexuels contaminés par un partenaire toxicomane et une diminution de la part relative des malades originaires de pays à transmission hétérosexuelle prédominante, en particulier des Caraïbes.

Le nombre de cas de S.I.D.A. chez les hétérosexuels est sous-estimé. En effet, pour déclarer devant un malade atteint de S.I.D.A. que son mode de contamination est hétérosexuel, selon les critères officiels, il faut retrouver un antécédent de relations sexuelles avec un partenaire séropositif, homo/bisexuel, toxicomane, hémophile, transfusé, ou originaire d'une zone d'endémie (Afrique, Caraïbes). Ces malades représentent 11 % des cas français. Or, si le patient se déclare hétérosexuel exclusif, mais est incapable de donner des renseignements sur les partenaires qui ont pu le contaminer, il émarge dans la catégorie "mode de contamination inconnu " (5,9 % des cas), alors qu'à l'évidence le mode de transmission est hétérosexuel exclusif.

TABLEAU II

Cas cumulés de S.I.D.A. rapportés par 31 pays européens et taux d'incidence cumulés estimés par million d'habitants (d'après le Centre Européen pour la Surveillance Epidémiologique du S.I.D.A.) au 1er avril 1991.

PAYS	Avril 91	Taux par million
Albanie	0	0
Allemagne	6 176	78,5
Autriche	557	73
Belgique	**852**	**85,7**
Bulgarie	9	1
Danemark	764	148,9
Espagne	8 199	210,9
Finlande	78	15,7
France	**14 449**	**257,3**
Grèce	457	45,6
Hongrie	55	5,2
Irlande	193	55
Islande	16	64
Israël	147	32
Italie	9 053	157,4
Luxembourg	**37**	**98,1**
Malte	15	42,9
Monaco	**6**	**214,3**
Norvège	203	48
Pays-Bas	1 650	111,1
Pologne	57	1,5
Portugal	622	60,2
Roumanie	1 321	57
Royaume-Uni	4 454	77,8
Saint-Marin	1	43,5
Suède	557	65,5
Suisse	**1 778**	**267,4**
Tchécoslovaquie	25	1,6
Turquie	45	0,8
U.R.S.S.	50	0,2
Yougoslavie	186	71,9
TOTAL	52 015	

On aboutit ainsi au paradoxe suivant : un malade atteint de S.I.D.A. ne sachant par qui il a été contaminé sera comptabilisé dans "inconnu", alors que, si son partenaire contaminant consulte ultérieurement pour la même pathologie en déclarant "j'ai eu des relations sexuelles avec M. ou Mme X", il sera, lui, enregistré parmi les "vrais" hétérosexuels.

TABLEAU III

Répartition par groupe de transmission
France (01/07/91)

GROUPE DE TRANSMISSION		TOTAL	
		Nombre	**%**
1	Homosexuels/bisexuels	8 090	52,1
2	Toxicomanes par voie veineuse	3 127	20,1
3	Homosexuels et toxicomanes	281	1,8
4	Hémophiles	200	1,3
5	Hétérosexuels	1 702	11,0
6	Transfusés	873	5,6
7	Inconnu	919	5,9
8	Enfants	342	2,2
TOTAL		**15 534**	**100**

L'analyse de médiane de survie des sidéens selon le groupe de transmission "officiel" montre que la survie la plus courte est observée chez les transfusés, la plus longue chez les toxicomanes (probablement en raison d'un facteur âge), puis les homo/bisexuels. Cette durée est semblable (à quinze jours près) chez les hétérosexuels patentés et chez les "inconnus", argument supplémentaire pour penser qu'il s'agit d'un même mode de transmission.

Cette classification a malheureusement permis à certains de déclarer que le risque hétérosexuel n'était pas bien grand puisque les cas recensés étaient tous partenaires de marginaux ou d'individus de couleur. Et donc que l'épidémie serait vite jugulée. Arrêtez l'esclandre !

La région la plus touchée reste la région Antilles-Guyane, région bien française (la notion de peuple à l'intérieur du territoire français étant anticonstitutionnelle, conformément à la décision du Conseil Constitutionnel du 6 mai 1991), avec 770 cas par million d'habitants, puis viennent l'Ile-de-France avec 740 cas par million d'habitants et la région Provence-Alpes-Côte d'Azur (P.A.C.A.), 494 cas par million d'habitants.

Là encore, cette classification travestit la réalité car, dans la région Provence - Alpes - Côte d'Azur, l'hétérogénéité est manifeste. On assimile les Hautes-Alpes avec 177 cas par million d'habitants, les Alpes de Haute-Provence 229, le Vaucluse 267, le Var 251, les Bouches-du-Rhône 432 et les Alpes-Maritimes avec 992 cas par million d'habitants ! Tout cela serait sans conséquence si la plupart des subventions de lutte contre le S.I.D.A. n'avaient un emballage global P.A.C.A.

TABLEAU IV

Total cumulé des cas de S.I.D.A.
par classe d'âge lors du diagnostic
France (01/07/91)

CLASSE D'AGE	TOTAL	%
0 - 4 ans	276	1,7
5 - 14 ans	66	0,5
15 - 19 ans	76	0,5
20 - 29 ans	4 355	28,0
30 - 39 ans	5 848	37,6
40 - 49 ans	2 840	18,3
50 - 59 ans	1 251	8,1
≥ 60 ans	822	5,3
TOTAL	15 534	100

En Ile-de-France, le S.I.D.A. est la première cause de décès des hommes célibataires âgés de vingt-cinq à trente-neuf ans.

Globalement, en France, l'analyse des cas de S.I.D.A. recensés montre que le sexe masculin reste le plus touché avec 5,7 hommes pour une femme, mais que le nombre de femmes diagnostiquées ne cesse d'augmenter (16,4 % en 1990).

Estimation du nombre de séropositifs

L'Agence Nationale de Recherche sur le S.I.D.A. a mené une étude sur la prévalence (nombre de cas à un moment donné, dans une population définie) de l'infection par le V.I.H. en France en 1989.

Les résultats obtenus à partir de deux méthodes différentes de calcul permettent d'estimer à 200 000 au plus le nombre de personnes porteuses du virus, en France. Mais ce chiffre ne peut rester statique, compte tenu de la poursuite de la contamination.

Actuellement, il indique que, dans la population adulte jeune de l'ensemble du territoire, un sujet sur 200 est contaminé. Dans certaines zones (Ile-de-France, Provence - Alpes - Côte d'Azur, Antilles - Guyane), la proportion atteint un sujet sur 50.

Selon les prévisions actuelles, en l'an 2 000, le monde comptera entre 30 et 40 millions de séropositifs dont 10 millions d'enfants.

Sidéens célèbres, malades clandestins et séropositifs anonymes

Rock Hudson est la première victime du S.I.D.A. dont le nom résonne dans l'esprit du public, de la Maison Blanche et du Congrès américain qui, à la suite de son décès, a voté des crédits pour le S.I.D.A. sans rapport avec la période anonyme de cette maladie.

L'acteur a rendu publiques, et sa maladie et son homosexualité, transformant sa vie médiatique en une mort médiatique, porteuse de messages de danger. "*Si le danger existe pour tout le monde, il doit encore plus être présent chez les proches*", a plaidé son amant régulier, Marc Christian, qui a obtenu, le 15 juillet 1989, bien qu'il n'ait pas été contaminé, 14,5 millions de dollars de dommages et intérêts, le tribunal estimant que Rock Hudson avait eu une conduite indigne en lui cachant sa maladie.

Pour la première fois, quelqu'un avait osé s'approprier la terrible maladie qui le possédait en employant à dessein un adjectif possessif : "*Mon S.I.D.A.*" Dans un même article, *Jean-Paul Aron* racontait sa maladie, son homosexualité, ses relations avec ses amis, ses médecins. "*Mon frère m'a appris lui-même par téléphone ma séropositivité. Ça a été une révélation..., le cata-*

clysme... Mythiquement, magiquement, je me croyais à l'abri... Pourquoi moi, qui fais si peu, quand d'autres font tant ?".

Jean-Paul Aron a rompu un silence qui commençait à "le gêner" dit-il ; on parle d'aveu, aveu de la maladie, de l'homosexualité... Pourquoi faut-il toujours culpabiliser ? Jean-Paul Aron a été contaminé à une époque où l'on ne connaissait pas l'existence du V.I.H. Il n'est donc pas coupable de... conduite suicidaire. En revanche, on n'a plus le droit actuellement de se sentir "magiquement à l'abri du virus". Batman et Wonder Woman ne sont que des héros de feuilletons télévisés ; le virus, lui, est bien vivant, même s'il ne crève pas l'écran.

Elizabeth Glaser, l'épouse de Paul Glaser, alias Starsky dans le feuilleton "Starsky et Hutch", est transfusée après son premier accouchement en 1981. L'enfant et la mère se portent bien jusqu'en 1985 où Ariel contracte une étrange maladie, étrange jusqu'à ce qu'on s'aperçoive qu'il s'agit du S.I.D.A. Elizabeth Glaser est séropositive, son fils Jake, né deux ans plus tard, également. Ariel a été contaminée pendant la période de huit mois où sa mère l'a allaitée. Paul Glaser n'est pas atteint. Ariel meurt à l'âge de sept ans.

Elizabeth crée une fondation et mobilise la Maison Blanche. Après son entrevue avec le Président Reagan, la recherche pédiatrique sur le S.I.D.A. voit son budget passer de 3,3 millions de dollars à 8,8 millions. Ce drame a ému toute l'Amérique mais n'a pas empêché les proches des Glaser de se détourner d'eux. *Nous avons appris la signification du mot "pestiféré."*

Hervé Guibert est écrivain ; il est homosexuel et atteint du S.I.D.A. Il trouve dans cette maladie assez d'énergie, d'angoisse, de motivation et d'espoir pour écrire *A l'ami qui ne m'a pas sauvé la vie*, qu'il déclare être son dernier livre.

"*Est-ce que ça se voit dans les yeux ? Le souci n'est plus tant de conserver un regard humain que d'acquérir un regard trop humain, comme celui des prisonniers de Nuit et Brouillard... De même que je n'avais avoué à personne que j'étais condamné, je n'avouai à personne que je serais un des premiers survivants de cette maladie inexorable."*

En officialisant sa situation, Hervé Guibert a instillé son propre courage à tous ses lecteurs.

Le protocole compassionnel, son dernier ouvrage, retrouve Guibert plus résigné, acceptant sa vie en concubinage avec le virus du S.I.D.A. Sa maladie, son médecin et lui-même sont liés par une relation ambiguë, humoristique parfois, souvent cynique, toujours complice. Si l'étiquette de roman est également apposée sur ce livre, il se rapproche plus d'un essai sur le sens de la vie.

"Le sida, c'est certes une maladie inexorable mais elle n'est pas foudroyante, c'est une maladie à paliers. Un très long escalier qui mène assurément à la mort mais dont chaque marche représente un apprentissage sans pareil. C'est une maladie qui donne le temps de mourir et qui donne à la mort le temps de vivre. Le temps de découvrir le temps et de découvrir enfin la vie."

Mais le message d'Hervé Guibert peut être interprété au-delà du vécu du S.I.D.A. et de la séropositivité. Faut-il être dans une de ces situations pour découvrir la vie ?

Joëlle a vingt ans et c'est déjà la fin du parcours. Joëlle, c'est une paumée, un peu pute, un peu sentimentale. Elle met le feu aux voitures et aux braguettes. Pour la première fois, avec "*Merci la vie*", le S.I.D.A. a cessé d'être un homme et se glisse dans le rôle effrayant d'une fille qui refile le virus à une ville entière. Que reste-t-il de nos amours ? Un rétrovirus. *"Je suis embarquée dans une histoire qui n'est pas de mon âge."*

Cette vision du S.I.D.A. évoque la possibilité d'un anéantissement total, génocide d'un peuple ou de la planète. Anticipation ? On n'a jamais été aussi convaincant pour démontrer le mécanisme de propagation du virus. Il faut voir le film de Bertrand Blier pour conserver une chance que l'avenir lui donne tort.

Certains malades ont choisi de conserver leur notoriété sans la partager avec le mal, mal qui signifiait à l'époque homosexualité et donc révélation d'une vie privée jamais officialisée auparavant. Garder le diagnostic *clandestin* n'a cependant jamais empêché les rumeurs. En ont également souffert tous ceux qui sont morts des suites d'une longue maladie et qui, parce que trop *célèbres*, se sont vus attribuer l'étiquette post-mortem de S.I.D.A. par le public.

En revanche, les proches de nombreux malades, jusque-là *anonymes*, morts du S.I.D.A. ne veulent pas que ce même public oublie ceux qu'il n'a jamais connus. Ils brodent et affichent des tapisseries (*project names*) où figurent le nom, l'âge et parfois des objets personnels de l'être disparu.

Dans cette situation où l'exemplarité médiatisée entraîne plus de prises de conscience que les discours les plus percutants, doit-on se laisser aller à espérer la survenue du S.I.D.A. chez un hétérosexuel célèbre, sacrifice rédempteur sur l'autel de l'humanité, qui serait par son caractère paradigmatique, le message le plus convaincant ?

CHAPITRE 2

Des virus en général, à celui du S.I.D.A.

Les virus sont des agents pathogènes beaucoup plus petits que les microbes et qui, contrairement aux bactéries, ne peuvent se développer qu'aux dépens d'une cellule qu'ils infectent. Ils sont classés en fonction de leurs caractéristiques morphologiques et fonctionnelles.

Un virus machiavélique : le virus de l'immunodéficience humaine

Le V.I.H. appartient à une famille complexe et nouvellement découverte, celle des rétrovirus humains. Celle-ci présente une originalité : une enzyme, la transcriptase-inverse, véritable logiciel asservi par le virus. Elle lui permet de s'insérer dans le noyau de certaines cellules humaines, transformant celles-ci en véritables usines à virus, induisant ainsi un diabolique cercle vicieux. Deux types de V.I.H. sont à ce jour identifiés : V.I.H.1 et V.I.H. 2.

Le V.I.H. 1 est le type le plus courant. Il s'apparente à des virus animaux, tels le virus visna du mouton.

Le V.I.H. pourrait être la conséquence d'une mutation d'un virus du singe à l'homme. Il aurait entraîné initialement quelques cas de S.I.D.A. isolés, non diagnostiqués et peu contaminants par la limitation des communications interhumaines. Ce ne fut plus le cas avec l'urbanisation des pays en voie de développement, la surcopulation et le billet gratuit Afrique-U.S.A pour le V.I.H. non repérable par les services de police ou de douane. Mais il est également possible que le VI.H. n'ait pas d'origine géographique unique et qu'il ait existé à l'état d'endémie également en Amérique du Sud, du Nord, et en Europe.

Du vélomoteur à la formule 1

Structure du V.I.H.1

Le patrimoine génétique du V.I.H.1 comporte les trois gènes structuraux fondamentaux des rétrovirus dont les noms de code sont : gag, pol et env, contrôlant la fabrication à la chaîne du virus et l'intégration de ce dernier à la cellule-hôte. Le V.I.H.1 présente en outre des gènes régulateurs qui modulent la vitesse de fabrication.

Les protéines virales sont antigéniques (capables d'induire la production d'anticorps). Elles sont désignées selon une terminologie ésotérique rébarbative mais internationale : p13, p17, p24, gp120, etc.

Certaines d'entre elles sont l'objet d'un intérêt particulier, comme la protéine gp120, jouant un rôle primordial dans la liaison du virus à la membrane du lymphocyte, et de ce fait représentent une voie de recherche privilégiée pour les vaccins.

D'autres protéines ont un intérêt pratique quotidien, apparaissant parmi les résultats biologiques du suivi (tel est le cas de l'antigène p24 dont le taux sanguin a une valeur prédictive sur l'évolution et une incidence sur les décisions thérapeutiques), voire un impact médicamenteux direct, telle la transcriptase-inverse (cible privilégiée de l'AZT et de la plupart des antiviraux actuels).

Le V.I.H.2

Le V.I.H.2 possède le même pouvoir pathogène que le V.I.H.1

et les mêmes modalités de transmission. Localisé dans l'ouest du continent africain, il semble être un chaînon entre les virus des singes et le V.I.H.1.

Les tests de dépistage actuels mettent en évidence aussi bien les contaminations par le V.I.H.2 que par le V.I.H.1.

Cycle de reproduction du V.I.H.

La fixation de la particule virale sur la cible cellulaire se fait par liaison de la gp120 (protéine du virus) à une molécule membranaire extrêmement importante de certains globules blancs (les lymphocytes), la molécule CD4. Les lymphocytes qui possèdent cette structure sont appelés lymphocytes CD4 ou T4. Ces lymphocytes CD4 sont distingués d'une autre catégorie de lymphocytes appelés CD8 ou T8, qui eux ne sont pas infectés par le V.I.H.

Après l'interaction spécifique de la gp120 et de la molécule CD4, le virus pénètre dans la cellule. Libéré de son enveloppe, l'ARN du génome est transcrit en ADN par la transcriptase-inverse. Cet ADN est intégré en partie dans l'ADN cellulaire. Le V.I.H. intracellulaire, inséré dans le génome de la cellule infectée sous forme d'ADN, est ainsi à l'abri des attaques du système immunitaire. Lors de chaque réplication et division cellulaire, la cellule copie et transporte le génome viral avec elle.

Le V.I.H. sous forme latente peut être activé par des stimulations extérieures telle une infection à Herpès virus, à *cytomegalovirus* ou autre agent infectieux entraînant une réplication virale intense.

Les mécanismes de l'infection par le V.I.H. : les cibles du virus

Le S.I.D.A. constitué correspond à une destruction du système immunitaire (le système de défense de l'organisme contre les agressions : infections et cancers) par le V.I.H.

Ce système immunitaire est composé en particulier par certains globules blancs, les lymphocytes, et par des organes lymphoïdes (ganglions, rate, thymus, moelle osseuse). Parmi les lymphocytes, une sous-population joue un rôle majeur de défense : les lymphocytes CD4. Ils sont malheureusement la cible privilégiée du virus.

Le mécanisme initial du déficit immunitaire induit par le V.I.H. repose donc sur la fixation des particules virales sur les lymphocytes CD4 et sur d'autres cellules également importantes pour la défense de l'organisme, les macrophages.

D'autres cibles cellulaires sont actuellement connues : cellules des ganglions lymphatiques, des muqueuses, certaines cellules du système nerveux central... Ces cellules constituent des réservoirs non sanguins du virus dont le volume est plus important que les lymphocytes circulants infectés.

De nombreux types cellulaires (cellules de l'épiderme, cellules des voies respiratoires) sont épargnés par le V.I.H., expliquant probablement sa faible contagiosité.

Le V.I.H. est extrêmement variable génétiquement, ce qui signifie que sa structure est différente d'une région à l'autre, d'un individu à l'autre, et qu'il est également capable de se modifier chez le même individu.

La variabilité génétique du V.I.H.2 est plus grande que celle du V.I.H.1.

Le diagnostic biologique de l'infection par le V.I.H.

Le diagnostic biologique et le suivi de l'infection par V.I.H. font appel à de nombreuses techniques qui, en 1991, sont d'une extraordinaire fiabilité.

Les tests qui détectent la présence dans le sang d'anticorps dirigés contre le V.I.H. sont quotidiennement réalisés. Les méthodes utilisées pour le dépistage reposent sur une technique appelée *E.L.I.S.A.* (enzyme-linked immunosorbent assay), qui révèle la présence des anticorps en utilisant des enzymes. Un résultat positif à deux tests E.L.I.S.A. de principe différent, doit être suivi d'une analyse de confirmation, appelée *Western Blot*, avant que le résultat ne soit considéré définitivement comme positif et communiqué au patient.

Le dosage de l'*antigénémie p24* (fraction du virus repérable dans le sang) permet de dépister l'infection à un stade très précoce (avant même que les anticorps ne soient présents). Cette antigénémie p24 disparaît durant toute la phase asymptomatique, pendant laquelle le virus "dort" dans les cellules, et réapparaît si celui-ci se multiplie à nouveau (ce qui est souvent le cas lorsqu'un S.I.D.A. avéré se déclare).

Une méthode extrêmement sophistiquée, la *P.C.R.* (*polymerase chain reaction*), permet de révéler la présence du virus, même lorsque le nombre de cellules envahies est minime. Cette technique est particulièrement utile chez le nouveau-né.

Enfin, on peut révéler la présence du V.I.H. dans le sang ou dans tout autre liquide biologique en cultivant les cellules susceptibles d'être infectées dans un milieu approprié. Pour des raisons de sécurité, cette culture implique une structure de laboratoire très lourde.

CHAPITRE 3

Manifestations cliniques du S.I.D.A.

Les manifestations cliniques liées à l'infection à V.I.H. sont multiples, certaines conduisent au diagnostic de S.I.D.A. avéré, d'autres témoignent d'un déficit immunitaire jusque là latent ; quelques-unes sont spécifiques du V.I.H. et de pronostic variable allant d'une chute modérée des plaquettes sanguines jusqu'au syndrome cachectique.

Les manifestations spécifiques du V.I.H.

Lorsqu'un individu entre en contact avec le V.I.H., que ce soit par voie sexuelle ou par voie sanguine, il peut présenter, après 2 à 4 semaines, des signes de ce qu'on appelle la *primo-infection ou la primo-invasion* (Groupe I de la classification du C.D.C.- tableau V).

Le tableau clinique, observé dans 20 % des cas environ, est celui d'une infection virale aiguë de type grippal, de résolution simple, mais des signes neurologiques peuvent aussi être associés. Dans la majorité des cas, l'apparition des anticorps anti-V.I.H. décelables par les techniques E.L.I.S.A. survient entre 6 et 12 semaines après les manifestations cliniques, rarement plus tard (5 % de séropositivation après 6 mois). En revanche, l'antigène p24 est présent au moment de la primo-infection.

Cette première étape de l'infection est suivie d'une longue période dépourvue de signes cliniques ; c'est pour cette raison que le sujet est appelé *porteur asymptomatique*. Mais le sérodiagnostic est positif et le sujet est contagieux. Il ne s'agit donc pas d'un porteur sain.

Cette période muette peut durer de un an à plus de dix ans. L'éventualité qu'elle soit indéfinie...

Les signes généraux induits par le V.I.H.

L'infection à V.I.H. peut induire, à l'exclusion de toute affection opportuniste ou cancéreuse, une fièvre prolongée, un amaigrissement, une diarrhée chronique pouvant conduire à un tableau de cachexie. La forme mineure de cette entité s'intitulait auparavant AIDS Related Complex (A.R.C.).

Les infections "opportunistes"

Les complications infectieuses sont au premier rang des affections imputables au V.I.H. Certaines sont authentiquement opportunistes et spécifiques de l'immunodéprimé, d'autres sont des infections mineures, témoins d'un déficit immunitaire modéré, quantitatif ou qualitatif. La frontière entre infection opportuniste et non opportuniste s'amenuise avec la meilleure connaissance de l'infection à V.I.H. Classiquement, les infections opportunistes sont dues à des germes qui n'entraînent aucune manifestation chez l'individu sain, mais qui deviennent pathogènes chez un sujet immunodéprimé. En fait, certains germes considérés comme non opportunistes et responsables de maladies bien connues peuvent profiter du déficit immunitaire profond induit par le V.I.H. pour entraîner des manifestations nouvelles et des infections disséminées.

L'apparition d'une infection opportuniste fait passer le sujet séropositif à l'état de sidéen.

Une des caractéristiques de ces infections est leur rechute constante, leur succession, voire leur association chez un même malade.

La pneumocystose

La pneumonie à *Pneumocystis carinii*, chef de file des infections opportunistes, ayant conduit à la découverte de l'épidémie de S.I.D.A. en 1981, représente en France 36,7 % des pathologies inaugurales du S.I.D.A. Elle se manifeste le plus souvent par un tableau respiratoire qui associe toux, essoufflement à l'effort, accélération du rythme cardiaque, fièvre prolongée.

La radiographie thoracique peut être normale, tout au moins au début. A un stade plus tardif, la présentation est celle d'un syndrome de détresse respiratoire aiguë et la radiographie pulmonaire est alors évocatrice.

Le diagnostic formel repose sur le *lavage broncho-alvéolaire* qui met en évidence les kystes de *Pneumocystis carinii*. Cet examen a lieu lors d'une fibroscopie bronchique : du sérum physiologique est instillé dans les bronches, puis réaspiré et analysé.

La thérapeutique fait appel au trimethoprime - sulfamethoxazole (Bactrim®, Eusaprim®), en général par voie intraveineuse pendant 3 semaines ; puis, le traitement est poursuivi à posologie plus faible, en comprimé, en prophylaxie (prévention) de la rechute. D'autres traitements sont possibles, par la lomidine ou la pentamidine (Pentacarinat®) en aérosol, ou l'association trimethoprime - dapsone (Disulone®).

Dans une étude portant sur 387 malades, 95 % des patients sous aérosols de lomidine à 300 mg n'ont pas présenté de rechute de pneumonie au bout d'un an, contre seulement 50 % dans le groupe sans prophylaxie.

La toxoplasmose

Toute manifestation évoquant une atteinte cérébrale chez un sujet infecté par le V.I.H. fait suspecter une toxoplasmose encéphalique.

L'agent infectieux, *Toxoplasma gondii*, est un parasite intracellulaire qui persiste dans l'organisme (en particulier dans le cerveau) après une primo-invasion bénigne ; elle survient en France chez 90 % des individus. Lorsque, au cours de l'infection par le V.I.H., les défenses immunitaires sont suffisamment affaiblies, il se produit une réactivation parasitaire massive.

Les malades présentent des céphalées, une fièvre, des troubles moteurs et sensitifs, parfois une confusion, et souvent des troubles de l'élocution et de l'équilibre.

L'examen par scanner ou l'imagerie par résonance magnétique (I.R.M.) est indispensable pour visualiser les abcès cérébraux.

La sensibilité au traitement est en pratique l'argument diagnostique principal.

Le traitement nécessite l'association de deux produits :

– la pyriméthamine, sous forme de comprimés dosés à 50 mg (Malocide®). La posologie est de 75 à 100 mg les trois premiers jours, puis de 50 mg/j en une prise.

– la sulfadiazine, sous forme de comprimés dosés à 500 mg (Adiazine®). La posologie est de 8 à 12 comprimés par jour. Les réactions allergiques sont fréquentes.

Une dose de 150 mg de folinate de calcium (Lederfoline®, Osfolate®) par semaine est nécessaire pour prévenir les complications hématologiques (anémie, leucopénie, thrombopénie) liées à la pyriméthamine.

Un traitement par corticoïdes ou par Synacthène® agit précocement sur l'œdème cérébral.

Le traitement d'attaque est en règle générale d'une efficacité spectaculaire. Les signes cliniques et les manifestations radiologiques régressent complètement dans un grand nombre de cas.

Le traitement d'attaque doit impérativement être prolongé six à huit semaines.

L'intolérance à la sulfadiazine doit faire recourir à d'autres molécules, comme la clindamycine (Dalacine®).

Un traitement d'entretien à demi-doses est nécessaire et ce, de manière ininterrompue.

Le traitement prophylactique primaire (traitement avant même l'apparition de la maladie) fait actuellement l'objet d'essais thérapeutiques.

La candidose œsophagienne

La candidose œsophagienne est due à un champignon, *candida albicans*. Elle se manifeste par une dysphagie, une fièvre, un amaigrissement.

Le diagnostic repose sur l'endoscopie œsophagienne. Elle est sensible aux nouveaux antimycotiques, tel le kétoconazole (Nizoral®) et le fluconazole (Triflucan®).

Les autres infections opportunistes

Elles sont dues à un champignon, *Cryptococcus neoformans*, à des mycobactéries atypiques, au *Cytomegalovirus*, à un parasite, le *Cryptosporidium*, mais la liste n'est pas close.

La *cryptococcose* cérébro-méningée est une complication grave liée à l'immunodépression. L'expression clinique est bruyante : céphalées, fièvre, raideur méningée. Le diagnostic est posé sur le résultat de la ponction lombaire qui permet de découvrir l'agent infectieux. Le traitement, qui une fois institué doit être ininterrompu, repose sur l'amphotéricine B (Fungizone®) ou le fluconazole (Triflucan®).

Une *mycobactériose* est évoquée devant une symptomatologie non spécifique associant fièvre, amaigrissement, anorexie, parfois diarrhée, et devant une enquête infectieuse négative. Malheureusement, il n'existe pas de thérapeutique régulièrement efficace. On fait appel actuellement aux antituberculeux associés à d'autres antibiotiques.

La *cytomégalovirose* est une infection en augmentation constante au cours du S.I.D.A. L'atteinte de la rétine est très fréquente. Son dépistage nécessite des fonds d'œil répétés. Le traitement fait appel avant tout au ganciclovir (Cymévan®) intraveineux, et plus récemment par voie intra-oculaire.

La *cryptosporidiose* active se manifeste par une diarrhée extrêmement abondante avec retentissement général, déshydratation et fièvre. Le diagnostic repose sur la mise en évidence du parasite dans les selles et sur les biopsies de côlon ou de grêle. Il n'y a malheureusement pas de traitement curatif. La spiramycine (Rovamycine®) a permis d'obtenir, dans quelques cas, une amélioration.

Le sarcome de Kaposi

Connu antérieurement au S.I.D.A., le sarcome de Kaposi a accédé à la notoriété avec l'explosion épidémique observée à partir de 1981 chez les homosexuels.

La maladie se traduit par des lésions cutanées indurées, violacées, disséminées sur tout le corps ou très localisées, qui atteignent souvent la muqueuse buccale et sont parfois associées à des localisations muqueuses digestives. Les lésions siègent préférentiellement sur le tronc mais n'épargnent aucune topographie. La localisation au visage est caractéristique du Kaposi du S.I.D.A. La forme avec localisation pulmonaire est particulièrement grave.

Le traitement fait appel à l'azote liquide ou à l'exérèse pour les petites lésions ; à une radiothérapie, à la chimiothérapie, ou à l'interféron alpha, si les lésions sont plus étendues. L'évolution est capricieuse avec possibilité de petites lésions uniques n'évoluant pas pendant plusieurs mois ou années, ou de formes galopantes.

Actuellement, dans la genèse de cette affection, on reconnaît l'existence d'autres facteurs que le V.I.H., dont certains pourraient être transmissibles. En témoigne la découverte de sarcomes de Kaposi chez des femmes hétérosexuelles, partenaires de bisexuels, ainsi que chez des homosexuels séronégatifs vis-à-vis du V.I.H.

Les cancers

Les manifestations néoplasiques du S.I.D.A. sont dominées par la maladie de Kaposi et les *lymphomes*. L'évolution de l'épidémie sous l'influence des diverses thérapeutiques, en particulier des prophylaxies des infections opportunistes, et l'augmentation de la durée de vie des sidéens conduiront peut-être à la découverte de nouveaux cancers associés à l'infection à V.I.H.

Les premiers cas de lymphome associé au S.I.D.A. ont été rapportés en 1982. Depuis, un grand nombre de lymphomes non hodgkiniens ont été décrits chez des malades séropositifs vis-à-vis du V.I.H.

Les caractéristiques cliniques des lymphomes associés au S.I.D.A. sont la fréquence de l'atteinte neurologique et surtout extraganglionnaire (moelle osseuse, tube digestif en particulier). Il s'agit presque exclusivement de lymphomes de haut grade de malignité.

Le traitement fait appel à la chimiothérapie anticancéreuse, en général active sur la maladie, mais également très toxique. Le pronostic est différent selon que le lymphome inaugure la maladie, ou qu'il survient chez un patient déjà porteur d'un S.I.D.A. avéré.

La maladie de Hodgkin, forme particulière de lymphome, a chez les patients séropositifs une présentation propre, avec atteinte de la moelle osseuse, évolution plus grave et incidence élevée des infections opportunistes. Toutefois, aucune relation de cause à effet n'ayant encore été établie entre le V.I.H. et la maladie de Hodgkin, celle-ci ne fait pas encore partie des critères de S.I.D.A.

Les manifestations neurologiques du S.I.D.A.

Syndrome démentiel spécifique

Le syndrome démentiel spécifique (S.D.S.) est la plus fréquente des complications neurologiques de l'infection à V.I.H. La prédominance de l'atteinte des fonctions supérieures contrastant avec l'absence de troubles de la vigilance, l'évolution prolongée sur plusieurs mois, l'absence ou la discrétion de la réaction encéphalitique ont fait préférer l'appellation "syndrome démentiel du S.I.D.A." au terme initial d' "encéphalite".

L'incidence élevée du S.D.S. chez les sidéens est particulièrement préoccupante. Environ un tiers des malades développeront des manifestations démentielles sévères.

Le début est particulièrement insidieux. La symptomatologie associe des troubles du comportement, des troubles de la mémoire et des problèmes de concentration intellectuelle. Certains patients perdent le fil de leur pensée en cours de phrase, d'autres oublient le contenu de la page qu'ils viennent de lire ou ont de la difficulté à suivre les programmes télévisés. La réalisation des tâches quotidiennes est perturbée par la lenteur des processus intellectuels.

Les troubles moteurs, discrets, sont facilement mis en évidence par un examen neurologique soigneux (troubles de l'équilibre, sensation de faiblesse d'un membre inférieur, gêne à l'écriture).

L'affection présente des paliers évolutifs entre lesquels la maladie semble stabilisée, autorisant une survie assez prolongée.

Autres manifestations neurologiques

Certains patients peuvent présenter des paralysies isolées des nerfs ou une atteinte de la moelle épinière, laquelle peut conduire à des tableaux de paraplégie ou de quadriplégie.

Les différents stades de l'infection

Lors de l'apparition des tests dits de dépistage, le public voire les médecins ont confondu l'état de séropositivité et celui de S.I.D.A. Combattant cette opinion, les premiers sidénologues ont voulu ériger une frontière infranchissable, espérant un état de séropositivité ne confinant pas au S.I.D.A. Cette frontière, rassurante mais artificielle, s'est révélée être une véritable ligne Maginot que le V.I.H. a sauté aisément, faisant sursauter scientifiques et politologues endormis. Il devenait indispensable d'établir une classification plus modulée de l'éventail des manifestations induites par le V.I.H. C'est l'œuvre du Center for Disease Control d'Atlanta qui a proposé une classification unanimement admise. Celle-ci avait le mérite de permettre une meilleure appréhension des études statistiques et thérapeutiques.

Sont considérées comme caractéristiques du S.I.D.A. certaines manifestations du groupe IV, à savoir :
- les infections opportunistes
- le sarcome de Kaposi
- les lymphomes malins
- le syndrome démentiel spécifique
- le syndrome cachectique.

Aucun des patients des groupes I (primo-invasion), II (infection asymptomatique), III (syndrome ganglionnaire persistant) n'est considéré comme sidéen.

TABLEAU V

Classification des différentes formes de l'infection à V.I.H. (C.D.C. 1987)

GROUPE I	**Infection aiguë**	
GROUPE II	**Infection asymptomatique**	
	sous-groupe A	bilan biologique normal
	sous-groupe B	bilan biologique anormal : anémie, leucopénie, lymphopénie, lymphopénie T4, thrombopénie, anergie cutanée, bêta-2-microglobuline > 3 mg/l
GROUPE III	**Lymphadénopathie généralisée persistante**	
	sous-groupe A	bilan biologique normal.
	sous-groupe B	bilan biologique anormal.
GROUPE IV	**Autres maladies**	
	sous-groupe A	symptômes constitutionnels : fièvre 38°C > 1 mois diarrhée > 1 mois amaigrissement > 10 % du poids corporel.
	sous-groupe B	
	catégorie 1	maladie neurologique troubles du S.N.C. : démence méningite, myélopathie.
	catégorie 2	troubles périphériques : polynévrites.
	sous-groupe C	
	catégorie 1	infections opportunistes correspondant à la définition du S.I.D.A.
	catégorie 2	leucoplasie chevelue, zona, salmonellose récidivante, nocardiose, tuberculose disséminée, candidose buccale, pneumonie à Haemophilus et à pneumonocoque.
	sous-groupe D	cancers secondaires : sarcome de Kaposi, lymphome non hodgkinien, lymphome cérébral primitif.
	sous-groupe E	autres pathologies : manifestations auto-immunes, pneumonie interstitielle lymphoïde chronique.

TABLEAU VI

Total cumulé des cas de SIDA par catégorie diagnostique (d'après le Centre Européen pour la Surveillance Epidémiologique du S.I.D.A. - 31 pays européens) au 01/04/91

CATÉGORIE DIAGNOSTIQUE	CAS	%
Infection opportuniste	39 034	75,0
Sarcome de Kaposi	5 523	10,6
Infection opportuniste plus sarcome de Kaposi	1 770	3,4
Lymphome	1 561	3,0
Encéphalopathie à VIH	1 912	3,7
Syndrome cachectique lié au VIH	1 982	3,8
Pneumonie interstitielle lymphoïde	233	0,4
TOTAL	**52 015**	**100**

En ce qui concerne la répartition des différentes pathologies caractéristiques du S.I.D.A., on note depuis 1982 une diminution de la candidose œsophagienne, de la cryptosporidiose, de l'herpès et de la fréquence du sarcome de Kaposi à partir de 1986 ainsi qu'une augmentation de la toxoplasmose cérébrale depuis 1985. On observe également une stabilisation de la pneumocystose depuis 1988, alors qu'on attendait une raréfaction de cette pathologie depuis que l'on dispose d'une prophylaxie efficace.

Certaines infections ne méritent pas le nom d'infections opportunistes ; il s'agit d'infections mineures qui précèdent en général de quelques mois l'apparition d'infections véritablement opportunistes. On classe dans cette catégorie le zona, la candidose oro-pharyngée, la leucoplasie chevelue de la cavité buccale, les salmonelloses récidivantes, la tuberculose pulmonaire, les pneumonies à hæmophilus et à pneumocoque, la nocardiose.

Le S.I.D.A. chez l'enfant

1 500 enfants sont séropositifs en France et plus de 300 d'entre eux ont développé un S.I.D.A. Ils ont été contaminés soit par des produits sanguins (essentiellement en raison d'une hémophilie) soit par transmission materno-fœtale.

La technologie est plus efficace que le dialogue car si le risque transfusionnel est devenu infime (une contamination sur 125 000 poches de sang en France), de nombreux adultes séropositifs désirent mettre au monde un enfant.

Grégory a treize ans en 1985, lorsqu'on demande avec l'accord de sa mère de réaliser un test de dépistage. Cette démarche n'est motivée ni par une toxicomanie, ni par des relations sexuelles précoces. Grégory est hémophile et a reçu de nombreuses transfusions pour compenser le facteur de coagulation qui lui manque depuis sa naissance, le facteur VIII. *Ces trans-*

fusions apportent des fractions plasmatiques extraites du sang de nombreux donneurs.

Le résultat-verdict revient : POSITIF. Les médecins décident avec sa mère de ne lui dire que lorsque ses amies, encore petites, seraient susceptibles de devenir ses petites amies. Son physique mode et sa première place en classe rapprochent l'échéance. Ses camarades de collège défilent de plus en plus fréquemment chez lui, réclamant une aide pour les devoirs. Ces camarades sont toutes des filles que leur puberté conduit vers le garçon le plus sympathique du village.

Le danger devient trop grand. Avec le ménagement de circonstances, sa séropositivité est annoncée et expliquée à Grégory.

Depuis, il refuse d'aller à l'école ; il ne rate aucune émission télévisée sur le S.I.D.A. ; réclame et obtient ce que son hémophilie aurait dû interdire : un vélomoteur.

Dans le village de Grégory (1 200 habitants), "le secret" commence à circuler. L'employeur de la mère de Grégory s'inquiète qu'elle puisse amener le virus au bureau. Licenciement "économique". Chômage. Huissier qui veut saisir la Renault 4L, achetée à crédit. Intervention des médecins auprès des services sociaux, de l'huissier, du banquier. Menaces à l'employeur. (Le rôle du médecin n'est plus exactement le même, avant et après le S.I.D.A.) Le problème financier est à peu près résolu, mais Grégory n'a plus de copains ni de copines. Il monte et démonte sa mobylette. Il ne se passe pas un mois sans qu'il ait un accident, se fasse hospitaliser et que son regard glacé n'informe le médecin qu'il refuse tout traitement.

Chloé, elle, ne dit rien. Elle ne parle pas parce qu'elle n'a pas l'âge de parler (14 mois), pas celui de s'exprimer, en tout cas pas celui de donner son impression sur ce que sont, à cet âge, les ponctions lombaires, les biopsies osseuses ou les lavages broncho-alvéolaires. Elle n'a apparemment pas d'opinion sur les effets délétères ou non, des réveils nocturnes nécessités par les prises d'AZT.

C'est sa mère qui a tout décidé pour elle ; qui expliquait, à qui voulait l'entendre et même aux médias, qu'elle avait choisi d'être enceinte, que si elle avait un enfant, elle ne se piquerait plus, parce que c'était ça qui lui manquait et que les docteurs ne disaient que des conneries.

Chloé n'aura pas l'occasion de s'épancher auprès de sa mère. Celle-ci est morte d'une overdose, trois mois après sa naissance. Chloé ne pourra pas s'exprimer non plus devant les médias, sur la beauté de la vie. Depuis quelques semaines, elle est encéphalopathe. En guise d'amour, sa mère ne lui a transmis que son virus. Que des conneries..

A New York, sur 260 000 naissances enregistrées entre novembre 1987 et octobre 1988, plus de 1 600 enfants étaient issus de mères séropositives.

A Kinshasa, ainsi que dans la plupart des grandes capitales africaines, 5 à 10 % des femmes qui accouchent sont séropositives. Ce chiffre atteint près de 30 % à Kigali (Rwanda).

En France, 600 enfants naissent, chaque année, de mères séropositives. 20 à 30 % d'entre eux sont contaminés. En général, leurs mères sont restées sourdes aux conseils des médecins qui leur proposaient une interruption de grossesse. A moins que leur interlocuteur médical n'ait été opposé à l'avortement ou favorable aux grandes séries de grossesses chez les séropositives, séries toujours acceptées volontiers pour publication dans les journaux scientifiques, surtout lorsqu'elles rapportent une casuistique de grossesses successives ou de grossesses gémellaires.

A Paris, lorsqu'elles savent qu'elles sont séropositives, 58,9 % des femmes mènent leur grossesse à terme contre seulement 38,2 % en province. Lorsqu'il dialogue avec une femme enceinte séropositive, le médecin doit expliquer que l'enfantement n'est pas la thérapeutique antidépressive la plus adaptée à la séropositivité.

Le traitement par AZT des femmes enceintes séropositives fait l'objet d'un essai thérapeutique aux États-Unis.

Le S.I.D.A. de l'enfant revêt trois formes :

– *La forme post-transfusionnelle* (qui a touché avant le 1er août 1985, en France, les hémophiles et les transfusés de moins de 15 ans) correspond respectivement à 7,6 et 13,5 % des cas (tableau VII). La maladie ressemble dans sa présentation aux formes de l'adulte.

– *La forme materno-fœtale sévère* débute avant le premier trimestre de la vie, avec déficit immunitaire majeur, signes neurologiques et évolution vers le décès avant la deuxième année.

– *La forme materno-fœtale d'apparition plus tardive* (entre dix-huit mois et deux ans) évolue lentement avec parfois plus de dix ans avant que n'apparaissent les infections opportunistes.

La pneumonie interstitielle lymphoïde, affection complexe et rarissime, est d'une particulière fréquence chez l'enfant.

A la naissance, les enfants de mères séropositives sont tous séropositifs car les anticorps maternels passent dans leur sang et ce sont eux qui sont détectés. Seuls, ceux qui sont infectés par le V.I.H. conserveront, au-delà de quinze mois, un sérodiagnostic positif. La technique dite P.C.R. (*polymerase chain reaction*) ou la culture virale permettent de détecter la présence du virus dès l'âge de trois mois.

TABLEAU VII

*Répartition des cas de S.I.D.A. pédiatriques**
par groupe de transmission
(France au 01/07/91)

GROUPE DE TRANSMISSION	TOTAL	
	N	%
Mère-Enfant	264	77,2
Hémophiles	26	7,6
Transfusés	46	13,5
Inconnu	6	1,8
TOTAL	342	100

* Enfants âgés de moins de 15 ans

CHAPITRE 4

Les traitements

Les antiviraux

Non seulement les agents antiviraux efficaces sont très peu nombreux, mais les rétrovirus, et donc le V.I.H., constituent des cibles particulièrement difficiles à atteindre étant donné qu'ils s'insèrent dans le génome (noyau) des cellules de l'organisme infecté où ils peuvent rester silencieux pendant de nombreuses années.

Compte tenu de l'interrelation extrêmement étroite entre le V.I.H. et les cellules hôtes, il est difficile d'inhiber la réplication (multiplication) virale sans nuire à l'hôte.

L'AZT

L'AZT ou 3'-azido-3' didéoxythymidine ou zidovudine ou Rétrovir ® constitue la thérapeutique principale pour lutter contre le V.I.H. Commercialisée en mars 1987, elle est actuellement prescrite avec l'accord de la "commission de délivrance des antiviraux" des Centres Hospitaliers Régionaux et Universitaires, mais son renouvellement mensuel peut être assuré par les omnipraticiens depuis juin 1991.

• Présentation : gélules à 100 et 250 mg, sirop pédiatrique, forme intraveineuse.

• Effets indésirables.

– cliniques : *nausées, vomissements, céphalées, insomnie* (qui disparaissent après quelques semaines de traitement), *douleurs musculaires* (myalgies), *inflammation des muscles* (myosite), *pigmentation des ongles*.

– biologiques : *macrocytose* (augmentation de volume des globules rouges), *anémie* (diminution de la quantité d'hémoglobine), *leucopénie* (baisse des globules blancs), *neutropénie* (baisse des polynucléaires, certaine catégorie de globules blancs ayant un rôle anti-infectieux), *thrombopénie* (baisse des plaquettes, impliquées dans la défense contre les hémorragies).

Lors de l'apparition d'une toxicité sanguine :
– 75 g/l < hémoglobine < 90 g/l ou
– 750/mm^3 < polynucléaires < 1 000/mm^3,
réduction de moitié de la posologie.
– si hémoglobine < 75 g/l ou
– polynucléaires < 750 /mm^3,
suspension du traitement jusqu'au retour des valeurs à la normale.

La ddI

La didéoxyinosine ou ddI ou didanosine est comme l'AZT un inhibiteur de la transcriptase-inverse.

Les essais préliminaires, réalisés aux U.S.A., ont objectivé des résultats favorables, tant au plan clinique qu'en ce qui concerne le nombre de lymphocytes CD4. Au 1er mars 1991, plus de 20 000 patients ont été traités par la ddI. En France, la ddI est délivrée soit dans le cadre d'un protocole compassionnel (consistant à distribuer un nouveau médicament à titre humanitaire) conduit par le laboratoire Bristol-Myers, soit dans le cadre du protocole "Alpha" de l'I.N.S.E.R.M. (Institut National de la Santé et de la Recherche Médicale), qui compare l'efficacité de faibles et de fortes doses chez des malades symptomatiques et intolérants à l'AZT. La ddI est responsable de *pancréatites* sévères voire mortelles, de *neuropathies périphériques*, de convulsions, de syndromes psychiatriques aigus réversibles à l'arrêt de la thérapeutique.

Les autres

La ddC ou didéoxycitidine a une puissante activité antirétrovirale in vitro mais sa toxicité neurologique est importante. Il existe également une toxicité cutanée et muqueuse qui apparaît pendant le premier mois et disparaît spontanément à la poursuite du traitement.

Le H.E.P.T. (hydroxy - ethoxyméthyl - phényl - thiothymine) est le prototype d'une nouvelle série de dérivés de l'acyclo-uridine. Il a été le premier composé capable d'inhiber sélectivement le V.I.H.1. Il est sans effet sur le V.I.H.2.

Les T.I.B.O. (tetrahydro-imidazo-benzodiazepin-one) sont des inhibiteurs hautement spécifiques de la réplication du V.I.H.1. mais pas de celle du V.I.H.2. ou d'autres rétrovirus. Ces T.I.B.O. sont atoxiques en dehors d'un effet sédatif. Après avoir été exclusivement administrés en perfusion intraveineuse, les premiers essais en administration orale ont eu lieu début 1991.

Les inhibiteurs de protéases : une enzyme, la pol-protéase, apparaît comme une cible privilégiée du V.I.H. De petites protéines modifiées peuvent être considérées comme de bonnes armes. En s'adaptant au site actif de l'enzyme, il leur est possible d'entrer en compétition avec des protéines naturelles du V.I.H. Ces peptides peuvent servir de modèle à l'élaboration de médicaments qui exigeront alors que soient résolus les problèmes de stabilité, de biodisponibilité et de ciblage *in vivo.*

L'Imuthiol®

Alors que des essais antérieurs avaient laissé espérer une certaine efficacité de l'Imuthiol®, sa prescription a cessé en France le 19 juillet 1991 devant la constatation d'effets défavorables du produit.

Les immunostimulants et les immunoglobulines

L'interféron

L'interféron a une activité modérée pour diminuer l'évolutivité du syndrome de Kaposi qu'on rencontre chez certains patients atteints de S.I.D.A.

Les hormones thymiques

Le T.H.F. est une substance extraite du thymus, contribuant à la maturation des lymphocytes CD4, actuellement en cours d'évaluation.

Les immunoglobulines

Les immunoglobulines (anticorps non spécifiques) sont utilisées, par voie intraveineuse, par certaines équipes chez les enfants infectés par le V.I.H. Cette thérapeutique diminuerait la gravité des maladies infectieuses communes de la petite enfance.

Chez les patients séropositifs présentant une diminution du nombre de leurs plaquettes sanguines, l'administration d'immunoglobulines est quasi constamment efficace pour corriger l'anomalie. Mais cette efficacité n'est que transitoire (trois semaines) et donc les perfusions doivent être répétées.

La prévention des infections opportunistes

A partir du moment :
• où les infections opportunistes du S.I.D.A. sont stéréotypées,
• où il existe pour certaines d'entre elles (pneumocystose, toxoplasmose, tuberculose, candidose œsophagienne, cryptoc-

cocose) une *thérapeutique curative efficace*, l'idée d'utiliser les mêmes médications à plus faible dose en prévention des rechutes (ce qu'on appelle la prophylaxie secondaire) ou même en prévision de l'apparition de ces infections (prophylaxie primaire) a été acceptée par la communauté scientifique. Elle constitue le progrès le plus tangible permettant d'améliorer le pronostic des patients.

La prophylaxie de la pneumocystose repose sur le Bactrim® administré en comprimés ou les aérosols de Pentacarinat® ; elle doit être proposée à tous les malades ayant présenté une pneumocystose et à tous les patients dont le nombre de lymphocytes CD4 est inférieur à 200/mm^3 ou en diminution rapide. Le risque de survenue de cette infection pulmonaire est en effet très élevé lorsque le nombre de CD4 est inférieur à 200/mm^3.

Le suivi semestriel de plus de 1 600 personnes, traitées ou non par l'AZT, montre qu'au cours de la période d'observation, sur les 168 pneumocystoses survenues, seul un patient présentait des lymphocytes CD4 supérieurs à 200/mm^3. Une prophylaxie primaire doit être également instituée chez les malades atteints de sarcome de Kaposi ou de lymphomes. Dans une série de 60 patients atteints de sarcome de Kaposi (dont la moitié étaient traités par Bactrim®), 16 parmi les 30 patients non traités ont présenté une pneumocystose au lieu de 0/30 dans le groupe sous Bactrim®.

La *prophylaxie secondaire de la toxoplasmose* n'est pas discutée car, après un premier épisode, la rechute est constante et parfois précoce. Elle utilise l'association Malocide® - Adiazine® ou Malocide® - Dalacine®, à demi-doses. En ce qui concerne la prévention primaire, un essai est en cours pour apprécier son efficacité.

La *prévention secondaire de la candidose œsophagienne et de la cryptoccocose* fait appel au Triflucan®. La prévention primaire de ces deux affections est discutée.

Les essais thérapeutiques

L'infection à V.I.H. est certainement le domaine médical où les essais thérapeutiques se sont le plus développés ces dernières années. Le traitement curatif du S.I.D.A. n'existe pas encore et de nombreux médicaments sont à l'étude. Avant de pouvoir utiliser une nouvelle substance pour traiter des patients à grande échelle, des essais sont nécessaires qui doivent impérativement répondre à plusieurs questions : *efficacité, toxicité, modes d'utilisation.* Les essais thérapeutiques sont conçus dans ce but et soumis à des règles précises, *scientifiques, médicales et éthiques.*

Un essai thérapeutique n'est pas un traitement comme les autres, c'est avant tout un *acte de recherche* qui engage à la fois le médecin et le patient. Les règles qui régissent la prise du médicament, le suivi des patients, les objectifs de l'essai, l'analyse des résultats sont regroupées dans un protocole.

La participation à un essai thérapeutique implique de nombreuses contraintes pour le patient et pour le médecin et peut par définition comporter des risques puisqu'on utilise un médicament encore peu connu. En revanche, le patient qui "entre dans un protocole" peut en retirer des avantages : recevoir un nouveau médicament efficace qui n'est pas commercialisé, surveillance clinique et biologique rapprochée, gratuité du traitement.

En France et dans la plupart des pays occidentaux, les essais thérapeutiques obéissent à des règles strictes et sont contrôlés par des Comités d'Ethique ainsi que par des Comités Indépendants formés d'experts qui ne participent pas directement à l'essai.

Le patient doit donner son "*consentement libre et éclairé*". Il reçoit une information complète concernant les buts et les modalités de l'essai ainsi que les risques possibles, et ne donne son accord écrit qu'après un entretien avec le médecin. Le patient est toujours libre de se retirer de l'essai à tout moment, il ne s'engage qu'à en informer le médecin.

La confidentialité est respectée et en particulier l'identification des patients se fait par un *numéro de code*. Toutes les procédures informatisées sont réalisées sous l'égide de la C.N.I.L. (Commission Nationale de l'Informatique et des Libertés).

L'Agence Nationale de Recherches sur le S.I.D.A. (A.N.R.S.) supervise et finance au moins partiellement tous les essais thérapeutiques français concernant l'infection par le V.I.H. Onze essais sont actuellement en cours dans le cadre de l'A.N.R.S. et onze autres protocoles thérapeutiques sont à l'étude et devraient voir le jour dans les mois qui viennent. La part de la recherche clinique est passée de 17 % en 1990 à 23,2 % en 1991, dans un budget global de 180 MF consacré à la recherche sur le S.I.D.A. en France.

Le Conseil Scientifique de l'Action Coordonnée n° 5 de l'A.N.R.S., entièrement consacrée aux essais thérapeutiques, veille au respect de l'éthique. Le Service Commun 10 de l'I.N.S.E.R.M. assure le soutien méthodologique et le suivi des études.

Essai Concorde : A.N.R.S. 002

Comme son nom l'indique, l'essai Concorde est la première collaboration franco-britannique en matière de traitement des patients infectés par le V.I.H. Mis en place en janvier 1989 par l'I.N.S.E.R.M. en France et le M.R.C. (Medical Research Council) en Grande-Bretagne, ce protocole concerne 2 000 patients séropositifs asymptomatiques, c'est-à-dire groupe II et III de la classification C.D.C.

L'objectif de cet essai est d'évaluer l'efficacité d'un traitement précoce de zidovudine (AZT) à la dose de 1 g par jour chez des sujets asymptomatiques.

En pratique, chaque patient reçoit un traitement par AZT ou placebo en double aveugle, sous forme de 4 gélules par jour, sans prise nocturne.

Les sujets sont soumis à une surveillance clinique et biologique régulière, toutes les deux, quatre puis six semaines.

Les critères d'évaluation tiennent compte de la fréquence des effets secondaires et de toutes les manifestations cliniques d'évolution vers le groupe IV défini par le CDC.

En France, cet essai est mené dans trente-cinq centres cliniques, tous reliés par minitel au Service Commun 10 de l'I.N.S.E.R.M.

Aux Etats-Unis, un essai similaire, l'étude ACTG 019, a été mené avec des doses d'AZT de 500 ou 1 500 mg/jour. Cette étude a été interrompue en août 89 en concluant à l'efficacité de la zidovudine chez les patients asymptomatiques ayant moins de 500 lymphocytes CD4. Les Comités de Coordination et de Surveillance de Concorde ont considéré alors qu'il était nécessaire de prolonger l'étude franco-britannique afin d'évaluer la toxicité d'un traitement au long cours par la zidovudine, la résistance éventuelle de certains virus, le bénéfice à long terme pour les patients. Une prophylaxie primaire de la pneumocystose ainsi qu'un traitement "ouvert" par l'AZT sont mis en place par chaque clinicien si le sujet le nécessite.

Actuellement, 1 700 patients sont inclus dans le protocole Concorde. Les structures nationales et internationales mises en place lors de cette étude, et en particulier le suivi en temps réel transmis par minitel en France, ont démontré leur efficacité. Ces mêmes structures sont et seront réutilisées pour d'autres thérapeutiques.

Essai Alpha : A.N.R.S. 006

Ses instances directement calquées sur celles de l'essai Concorde, cet essai a débuté en mai 90 des deux côtés de la Manche. Son objectif est de comparer l'efficacité et la tolérance de deux doses de ddI chez des patients symptomatiques et intolérants à l'AZT.

Cet essai devrait concerner 1 000 patients et se déroule, en France, dans cinquante-cinq centres cliniques. Il s'agit d'un essai comparatif, randomisé (tirage au sort), en double insu (ni le patient, ni le médecin qui le suit, ne connaît la nature ou ici la dose du traitement), sur deux groupes parallèles. En France, un sous-groupe de quarante patients bénéficie également de tests virologiques quantitatifs.

Il existe en France un autre protocole dit “compassionnel” de traitement par la ddI. Il est mené par les laboratoires Bristol-Myers et concerne les patients dont les critères biologiques ou cliniques ne leur permettent pas d’être inclus dans l’essai Alpha.

Les essais thérapeutiques antiviraux en préparation à l’A.N.R.S :

– ddI + AZT + ddC
– Inhibiteurs de protéases
– T.I.B.O.

Les essais thérapeutiques dans la prévention des infections opportunistes :

Essai A.N.R.S. 004 :

Il compare en prophylaxie secondaire de la pneumocystose deux stratégies thérapeutiques : aérosols de pentamidine (Pentacarinat®) 300 mg une fois par mois et dapsone (Disulone®) 50 mg/jour par voie orale. L’intolérance ou la rechute avec un des traitements amenant à utiliser l’autre chez le même malade.

Cet essai se déroule dans 39 centres et inclut actuellement 150 patients.

Essai A.N.R.S. 010 : ENTA 04

Il s’agit d’un essai multicentrique européen évaluant la prophylaxie secondaire de la toxoplasmose. Il compare deux schémas thérapeutiques : Pyriméthamine - Clindamycine (Ma locide®-Dalacine®) d’une part et Pyriméthamine - Sulfadiazine (Malocide®-Adiazine®) d’autre part. L’analyse intermédiaire effectuée en septembre 1990 ne permet pas de noter de différence entre les deux traitements en ce qui concerne l'efficacité.

Essai A.N.R.S. 003 : PRIO

Cet essai ouvert à deux branches, un groupe de patients traité par aérosols de Pentacarinat® et un groupe traité par l'association Disulone®-Malocide®, vise deux objectifs : comparer l'efficacité et la tolérance de ces deux thérapeutiques dans la prophylaxie primaire de la pneumocystose d'une part, et rechercher un éventuel effet protecteur vis-à-vis de la toxoplasmose dans le groupe traité par Disulone®-Malocide®. Ce schéma original permet de constituer un groupe témoin pour la prophylaxie primaire de la toxoplasmose, tout en faisant bénéficier les patients d'une prophylaxie de la pneumocystose.

Cette étude a débuté en octobre 1989 et concerne plus de 300 patients séropositifs dont le chiffre de lymphocytes CD4 est inférieur à 200/mm^3 provenant de 20 centres français.

Essai A.N.R.S. 005 : PPP - TOXO

Cette étude tente de démontrer la possibilité et l'intérêt de la prévention primaire de la toxoplasmose chez des patients séropositifs dont le chiffre de lymphocytes CD4 est inférieur à 200/mm^3 quel que soit leur état clinique.

Elle consiste en un traitement en double aveugle Malocide®, 50 mg (1 comprimé), trois fois par semaine, contre placebo, dans les deux cas associé à de l'acide folinique.

Cet essai se déroule dans 38 centres depuis mars 1990 et devrait inclure 500 patients. Ce protocole a été agréé par les A.C.T.G. (AIDS Clinical Trials Group) aux États-Unis qui devraient inclure 150 patients.

Essai A.N.R.S. 011 : PROPHY - TB

Cette étude vise à démontrer l'efficacité d'une prophylaxie primaire courte de la tuberculose chez des patients séropositifs non sidéens dont le taux de lymphocytes CD4 est compris entre 200 et 500 / mm^3 et qui présentent une intradermoréaction à la tuberculine positive. Elle compare l'incidence des tuberculoses dans deux groupes de patients, l'un traité pendant deux mois par rifampicine + pyrizinamide (Rifadine® + Pirilène®), l'autre sous placebo.

Le risque de tuberculose chez le sujet séropositif est évalué en France à 14 %, il peut atteindre 30 % dans les régions du globe où sévit l'endémie tuberculeuse (Afrique).

Cet essai devrait inclure plus de 300 personnes et a débuté en mars 1991 dans plus de 30 centres français.

Même si pendant une période certainement trop longue la plupart des essais thérapeutiques ne débouchent que sur des améliorations partielles de la qualité de vie ou une prolongation modérée de la survie, ceux-ci ont entre autres mérites celui d'avoir tissé un *réseau de centres de recherche clinique* informatisés et télématisés qui permettra en un laps de temps très court d'évaluer toute nouvelle thérapeutique beaucoup plus prometteuse.

CHAPITRE 5

La recherche
Les perspectives de vaccination

Les données du problème

Non seulement les agents antiviraux efficaces contre d'autres virus étaient extrêmement peu nombreux avant l'apparition du S.I.D.A., mais les rétrovirus, et donc le V.I.H., constituent des cibles particulièrement difficiles à atteindre étant donné qu'ils s'insèrent dans le noyau des cellules de l'organisme infecté où ils peuvent rester dormants pendant de nombreuses années.

La complexité du cycle de vie du V.I.H. peut être mise à profit car les nombreuses étapes clés constituent autant de cibles potentielles pour des agents antiviraux. Si l'AZT agit à l'étape de transcription inverse, d'autres agents actuellement testés agissent à d'autres niveaux.

Les médicaments de demain

Le traitement de diverses affections malignes, cancers, leucémies, maladie de Hodgkin a démontré l'efficacité des thérapeutiques associatives au cours desquelles chacun des agents utilisés agit à une étape différente.

C'est ainsi que pour guérir la maladie de Hodgkin, l'expérience acquise en plus de dix ans, a appris qu'il fallait utiliser quatre agents cytostatiques différents combinés à une radiothérapie, alors qu'une thérapeutique isolée conduisait quasi constamment à l'échec.

Avec le V.I.H., nous vivons actuellement l'époque d'une monothérapie antirétrovirale qui permet probablement à ce virus intelligent de trouver des parades. Il n'est pas illogique de penser que l'agresser sur différents fronts le rende plus vulnérable et autorise à utiliser des agents antiviraux de toxicités différentes pour l'organisme.

Le médicament idéal

Les caractéristiques du médicament idéal devraient conjuguer atoxicité, facilité d'administration (orale ou injectable retard), coût faible. Il faudrait bien évidemment qu'il soit curatif, c'est-à-dire qui ne nécessite pas une prescription à vie.

L'idéal serait donc d'obtenir une substance qui soit capable d'éradiquer spécifiquement le génome du V.I.H. inséré dans l'ADN humain. Pour être aussi malin que l'adversaire, on peut envisager que le vecteur qui transporterait le médicament idéal au sein du noyau soit lui aussi un rétrovirus collaborateur manipulé par l'homme.

Le ou les vaccins

La possibilité d'obtenir une protection contre le "S.I.D.A. du singe" a maintenant été démontrée. Avec un recul de deux ans en mars 1991, Marc Girard (Pasteur Vaccins) a pu immuniser trois chimpanzés par un vaccin dit "recombinant", associé à un vaccin peptidique de synthèse exprimant la région de la protéine qui permet au virus de s'accrocher à la cellule. Cette portion est essentielle puisqu'elle induit la synthèse d'anticorps inhibant la fusion de l'enveloppe du V.I.H. avec la membrane cellulaire.

Quatre techniques sont actuellement explorées pour la préparation d'un vaccin anti-V.I.H. :

• la technique traditionnelle consistant à injecter du virus inactivé (type technique Salk du vaccin antipoliomyélitique) ;

• la technique des vecteurs faisant appel à des virus comme celui de la vaccine dans lequel on insère un gène du V.I.H. ;

• la technique des virus incomplets associant plusieurs protéines de structures assemblées par génie génétique ;

• la technique des vaccins peptidiques qui sont constitués d'un seul peptide immunogène obtenu par biologie moléculaire.

En 1991, il existe au minimum onze candidats vaccins.

A supposer que le vaccin idéal soit réalisé, plusieurs étapes sont indispensables avant de proposer une vaccination à large échelle, type variole ou B.C.G. :

• essai de tolérance chez des volontaires, qui permettra d'affirmer que cette vaccination n'entraîne aucun effet secondaire ;

• établissement de la dose optimale pour obtenir, chez l'homme toujours, la meilleure réponse biologique (taux d'anticorps protecteurs, par exemple) ;

• vaccination d'un grand nombre de volontaires, appartenant à des groupes exposés, ce qui induit une contradiction incontournable. D'une part, il est impensable de les empêcher de prendre des précautions (usage de préservatifs, non-partage de seringues); d'autre part le choix de tels individus est dicté par l'espoir qu'ils expérimentent des situations à risque sans pour autant se contaminer.

Bien évidemment, il est impensable de vérifier l'efficacité du vaccin en inoculant le V.I.H. aux vaccinés.

Lors des interviews concernant la date d'obtention d'un vaccin efficace, la réponse des interviewés les plus spéculateurs fait appel à la règle quinquennale qui consiste à dire "le vaccin sera disponible dans cinq ans". Les plus prudents, eux, parlent de la fin du siècle sans préciser lequel.

Pour pouvoir disposer d'un vaccin anti-S.I.D.A. constamment efficace, il faut disposer d'un répertoire des principales souches de V.I.H. existant dans le monde et connaître exactement quelle est la portion potentiellement immunisante du virus.

Une question préoccupe particulièrement ceux qui sont actuellement séropositifs : un vaccin pourra-t-il être efficace sur eux ? A partir du moment où il s'agit d'utiliser un vaccin sur une personne qui est déjà contaminée, ce vaccin est alors un vaccin de post-infection. Un tel vaccin pourrait effectivement agir en bloquant le virus dès qu'il quitte les cellules infectées.

2

LE SÉROPOSITIF

CHAPITRE 6

Un test dans quel contexte ?

Pourquoi faire ce test ? D'ailleurs, pourquoi m'en a-t-elle parlé ? Comme si j'angoissais pas assez comme ça. De toute façon, y a pas de raison. Ça fait deux ans que je suis avec elle et on était négatifs tous les deux. Alors, pourquoi ?

D'abord, je le ferai pas son test. J'ai déjà donné. Il y a deux ans, je n'ai plus mangé pendant une semaine en attendant les résultats. Bien sûr, j'étais certain d'être négatif mais on ne peut pas s'empêcher d'imaginer le pire. Pendant ces quelques jours on ne vit plus, on attend l'échéance, on ne prévoit plus rien. Tiens, tu vois on peut même plus aller au ciné. Cette idée, elle te poursuit tout le temps. Non j'irai pas. Non, c'est non.

Et puis, je risque rien, elle est toujours négative, elle. Et je ne l'ai pas trompée en deux ans, non je ne l'ai pas trompée... ou alors je ne m'en souviens plus ... ou alors c'était y a longtemps... ou alors elles étaient pas belles.

Et puis si je suis séropositif, qu'est-ce que je vais devenir, qu'est-ce que je vais lui dire ? Je ne pourrais pas lui avouer. Et puis, avouer quoi ? J'ai jamais rien fait. D'abord, elle me fait peur, je ne sais jamais comment elle va réagir. Enfin, si : c'est simple, elle fait toujours le contraire de ce que tu imagines. Elle serait même capable de me garder ! Même séropositif ! J'ai déjà tout chamboulé dans sa vie, mais le S.I.D.A., ça je ne pourrais pas. Pas elle ... pas nous. Et puis de toute fa-

çon, si je l'ai attrapé ce virus, elle l'a aussi, c'est sûr. Tiens, je me souviens maintenant, c'est dans son sac à elle, qu'on a trouvé des préservatifs l'autre fois à la douane ; c'est pas clair, cette histoire, c'était pourquoi, pour qui... Bon, bien sûr les préservatifs, c'est plutôt rassurant, mais quand même ! Elle en avait jamais parlé.

Enfin, c'est plus la peine d'y penser, je n'irai pas. Elle ne va pas m'y traîner de force dans ce centre de dépistage. J'ai dit non, et de nous deux, c'est moi qui décide ; je lui ai dit dès le premier jour, elle le sait. Non.

– Monsieur, puis-je vous renseigner ?

– C'est pour un… test, une...euh ... sérologie... "

En 1990, 59 948 tests ont eu lieu en France dans les Consultations de Dépistage Anonyme et Gratuit (C.D.A.G.), terminologie préférable à celle de Centres de Dépistage Anonyme et Gratuit et qui offre en outre l'avantage, sans attenter à la gratuité, de ne pas en modifier le sigle.

En 1991, 121 C.D.A.G. (au minimum, un par département) fonctionnent en France.

Tout individu peut se présenter pour un prélèvement sanguin sans être questionné. Un numéro de code correspondant à celui qui est étiqueté sur le tube d'analyse lui est remis. Il permettra de retirer le résultat. Un rendez-vous est fixé une semaine plus tard avec un *médecin* qui l'informera du résultat que celui-ci soit positif ou négatif.

– Lorsque le test est *négatif,* l'entretien est prétexte au rappel des différents modes de contamination et du délai nécessaire à la séropositivation (six semaines à trois mois).

– Lorsque le test est *positif,* la nécessité de réaliser un bilan clinique, biologique, voire radiologique est longuement expliquée au patient et plusieurs adresses de consultations spécialisées lui sont remises.

D'emblée, les précautions à prendre vis-à-vis de son entourage (relations sexuelles, partage de seringues) sont précisées.

Tout en maintenant la confidentialité et en désignant le patient par son numéro de code, nous signalons systématiquement au Directeur du C.D.A.G. nous l'ayant adressé que "le patient qu'il connaît sous le numéro M-9999 s'est présenté à la consultation et donc qu'il n'est pas perdu de vue".

Ces C.D.A.G. reçoivent annuellement plusieurs dizaines de milliers de personnes. Le bilan de la C.D.A.G. de l'hôpital Pitié-Salpêtrière a été dressé à partir de 3 480 consultants. Parmi ces consultants, 20,5 % sont homosexuels, 6,5 % sont toxicomanes, 73 % ont comme seul facteur de risque, des relations hétérosexuelles. Il ressort que 4 % sont séropositifs (51 % homosexuels, 27 % toxicomanes, 4 % à la fois homosexuels et toxicomanes, 18 % hétérosexuels). Le fait que les trois quarts des personnes qui se soumettent au test en 1991 soient hétérosexuelles traduit une sensibilisation de la population générale.

En 1990, le taux de découverte de séropositifs est de 3 % pour l'ensemble des C.D.A.G., en France. Il est à comparer aux 0,7 % de découverte lors du don du sang, qui depuis la création des C.D.A.G. ne doit en aucun cas être une démarche pour effectuer un dépistage.

Il faut espérer que d'année en année les C.D.A.G., tout en brassant un nombre important d'individus, dépistent de moins en moins de séropositifs, soit parce que ceux-ci sont déjà au courant de leur situation, soit parce que la mentalité sera telle que se soumettre à un test ne nécessitera plus l'artifice teinté de culpabilité de l'anonymat.

La *gratuité* n'a pas d'inconvénient apparent, elle devrait devenir l'unique motivation du dépistage en C.D.A.G.

L'anonymat entraîne des biais statistiques : répétition inutile du test par des séropositifs espérant une impossible guérison (que traduirait pour eux une négativation) ou multiplication exagérée par des séronégatifs phobiques.

Comment guérir, en C.D.A.G., quelqu'un de sa séronégativité ?

Cet anonymat se complique d'un problème dépassant le cadre administratif, à savoir que 6,5 % des tests ne sont pas réclamés, et parmi ceux-ci une proportion de porteurs du virus égale à celle de la population informée de son résultat. Si le mobile qui amène à la consultation de dépistage est connu, le corps du délit localisé dans le tube d'analyses, l'individu à la fois victime et coupable potentiel recensé dans les statistiques, on ne possède pas de mandat d'amener à la raison.

Subir un sérodiagnostic par l'intermédiaire d'une C.D.A.G., n'est qu'une des situations permettant l'accès au test puisque, sur un million de sérologies demandées chaque année en France (don du sang exclu), 600 000 sont prescrites par les médecins généralistes. Dans ce cas, la démarche est différente puisque le dialogue est déjà engagé.

L'annonce faite à Marie

L'annonce faite à Marie a été en réalité (avec ce que le terme de réalité a d'ambigu dans ce contexte) une *révélation,* c'est-à-dire la prise de conscience d'un fait qui, une fois connu, en découvre une infinité d'autres.

Aussi dans cet esprit, l'annonce du *résultat positif* d'un test de dépistage est-elle une véritable Révélation-Annonciation.

Un *résultat négatif* ne révèle rien, il informe ; il déclenche néanmoins un instant de bonheur. En revanche l'annonce d'une séropositivité va démasquer toute une cascade de sentiments révélateurs pour l'individu de son propre vécu, ce résultat devenant par là même un fixateur indélébile.

Le séropositif qui doit sa situation sérologique à quelques expériences marginales transitoires se considérera, selon les circonstances, même s'il est inséré dans un cadre familial conventionnel, comme "un homo plombé" ou comme un "drogué piégé", etc. Etiquetage, tatouage...

"Je ne me suis jamais senti homosexuel. La maladie seule m'oblige à convenir que j'appartiens existentiellement et socialement à cette catégorie.", a déclaré J.P. Aron.

Révélation de ses propres sentiments (modification de l'échelle des valeurs), de ceux des autres (compassion ou rejet) ; révélation aussi des événements avec leurs implications sur la vie privée, la profession, la découverte du suivi médical, des démarches administratives, du *monde média voire immédiat du S.I.D.A.,* véritable modification apocalyptique* du monde qui l'entoure.

Cela explique que la démarche de recherche d'une séropositivité doit être effectuée en deux temps :

– *L'annonce* de la demande du test par le prescripteur (médecin, dentiste, sage-femme).

– La révélation du résultat qui doit être un véritable *accompagnement à l'acceptation du résultat* car "même si l'on est homosexuel, même si l'on est toxicomane, même si l'on a un partenaire séropositif, voire sidéen, même si l'on a de fortes inquiétudes quant au résultat, l'annonce de la séropositivité est toujours vécue, au moins transitoirement, comme une information inacceptable". Elle déclenche souvent de la part du patient une procédure d'appel : réclamer un test de contrôle. Il ignore que le législateur a déjà prévu que le médecin ne pouvait annoncer une séropositivité qu'en possession d'un test de confirmation systématiquement effectué par le laboratoire. Il ne lui reste que l'hypothétique pourvoi en cassation, l'erreur de tube.

La *renonciation* au test après que celui-ci a été proposé doit demeurer une éventualité exceptionnelle, car avoir évoqué le dépistage sans le réaliser est un échec qui laissera obligatoirement *la cicatrice de l'inquiétude*, inquiétude telle qu'elle pourra aller jusqu'à modifier le comportement du sujet, son angoisse se calquant, voire dépassant, celle d'un séropositif. Ces individus, fort nombreux, qui en raison de leur comportement ou d'une phobie du S.I.D.A. ont envisagé de subir le test mais y ont re-

---

*Si le mot apocalypse a été souvent et mal employé dans le contexte du S.I.D.A., il n'est pas insignifiant de rappeler que l'objectif premier du livre de l'Apocalypse est la révélation des destinées de l'humanité.

noncé de crainte qu'il ne soit positif, sont ceux que nous appelons *les séroagnostiques.*

Ces séroagnostiques sont ceux qui refusent le sérodiagnostic.

A l'inverse des séroagnostiques, certains sujets inquiets décident seuls de subir le test et se rendent dans un laboratoire d'analyses médicales. Il est inconcevable que celui-ci accepte de réaliser le prélèvement, sauf s'il s'engage à remettre le résultat à un médecin désigné par le demandeur, comme l'a prévu le législateur, et non au sujet lui-même. Cette règle est malheureusement transgressée très fréquemment, laissant l'individu dans la *solitude de sa décision.*

Si le test ne doit pas être réalisé sans l'intermédiaire d'un professionnel de la santé, il ne doit pas non plus être demandé sans l'accord du patient (décision du 17 décembre 1988 du Comité National Consultatif d'Ethique pour les Sciences de la Vie et de la Santé, dont le sigle n'est pas redondant avec celui des Consultations de Dépistage Anonyme et Gratuit).

Cette règle souffre cependant des exceptions :
– les états de coma ou syndromes confusionnels graves
– les nouveau-nés de mères à risque
– les enfants posant un problème diagnostique évoquant une infection à V.I.H.

Une intervention chirurgicale, a fortiori programmée, ne justifie pas la demande de test sans l'accord du malade. En aucun cas elle n'autorise la non-communication du résultat lorsque celui-ci est positif !

Janvier 87 – "Ecoutez. On ne vous opère plus, on a découvert une petite anomalie du sang. C'est pas grave."

Mai 89 – "Docteur, Nous venons vous voir parce que ma femme est séropositive. C'est moi qui l'ai contaminée. Je suis positif au moins depuis janvier 87.

– Si je comprends bien, vous savez que vous êtes positif depuis janvier 1987 et vous n'avez pas pris de précautions !

– Non, je ne savais pas. Quand j'ai appris que ma femme était positive, j'ai demandé à avoir accès à mon dossier dans une clinique où on avait décidé de ne plus m'opérer d'une hernie en janvier 87 : j'étais séropositif. Personne ne me l'avait dit...”

L'annonce de la demande du test est une étape indispensable. Elle est *éthiquement obligatoire*.

Ce test suggéré par le médecin doit être accepté par l'interlocuteur (y compris lors d'une incarcération), à la suite d'un dialogue au cours duquel doivent être soulignés :

– *l'intérêt* d'une telle démarche pour les autres (prévention), et pour lui (possibilité d'une prise en charge médicale, voire d'un traitement précoce) ;

– la permanence de la *confidentialité*.

Circonstances dans lesquelles le test est obligatoire (décret du 23 juillet 1985) :

– *don du sang*

– *don de sperme*

– *don d'organes*

Circonstances dans lesquelles il convient de proposer le test :

– homo ou bisexualité

– toxicomanie intraveineuse

– receveur de transfusion sanguine, d'organe, de tissu ou de sperme entre 1981 et le 1er août 1985

– relations sexuelles avec des personnes atteintes de S.I.D.A., séropositives ou faisant partie de “groupe à risques”

– séjour avec relations sexuelles dans des zones d'endémie

– maladie sexuellement transmissible

– hépatite virale B ou C

– zona

– grossesse

– néo-natalité de mère “à risque”

– accident du travail des professionnels de santé

– piqûres par aiguille usagée dans un lieu public

– examen prénuptial.

Si le test est négatif, situation la plus fréquente (un million de tests sont demandés par an en France en dehors de la transfusion), il aura eu trois mérites :

– le premier, d'avoir amené pendant la période d'attente du résultat (une semaine en moyenne) le sujet à réfléchir sur son comportement ;

– le deuxième, d'avoir permis l'instauration d'un dialogue de prévention entre le médecin et celui qui est son malade, mais pas malade de ça !

– le troisième, d'avoir rassuré.

Circonstances dans lesquelles, il est proscrit de prescrire un test :

– examen d'embauche ou d'aptitude au travail,

– contrat d'assurance.

Circonstances au cours desquelles le test doit être retardé :

– risque de contamination récente (inférieure à trois mois).

Comment peut-on s'être contaminé ? L'abécédaire du vécu

La répartition des cas de S.I.D.A. par groupe de transmission dans 31 pays européens est représentée dans le tableau VIII. Chacune des histoires suivantes illustre un cas de contamination par une modalité différente de transmission.

Tableau VIII

Répartition par groupe de transmission
31 pays européens (01/04/91)

	GROUPE DE TRANSMISSION	TOTAL	
		NOMBRE	%
1	Homosexuels/bisexuels	22 832	43,9
2	Toxicomanes par voie veineuse	16 297	31,3
3	Homosexuels et toxicomanes	969	1,9
4	Hémophiles	1 447	2,8
5	Hétérosexuels partenaires de sujets infectés ou à risque	4 341	8,3
6	Transfusés	2 064	4
7	Mère-enfant	913	1,8
8	Inconnu	3 152	6
	TOTAL	**52 015**	**100**

Transmission par relations homosexuelles : Histoire d'Axel

Axel a quarante-deux ans. Il est couturier et même couturier mondain. Il s'est décidé à faire le test parce qu'il est bisexuel. Enfin, bisexuel successivement, pas conjointement. Il a d'abord été hétérosexuel puis homosexuel. Le mot "conjointement" le fait sourire. D'ailleurs Axel sourit toujours. Un sourire doux, serein ; tellement serein qu'il en devient agressif, qu'il accuse ses interlocuteurs médicaux tourmentés. Est-ce le vécu d'Axel qui dessine son sourire ? Est-ce tout ce qu'il raconte ? Une vie sans limite quantitative. Une insertion dans un réseau homosexuel huppé, "monde étrange et pénétrant" comme dit Axel dans un éclat de rire dont lui seul apparemment profite. Des soirées échangistes à vingt partenaires. Des travestis grassement rétribués récupérés dans les abords des hôtels. Plus discrètement, la drague en Renault 5, pour le plaisir de la rencontre anonyme. Mais aussi, les boîtes parisiennes. Les backrooms de San Francisco et de Los Angeles. "J'ai vécu pour dix. Heureusement car de tous ceux de la bande, il n'en reste qu'un sur dix. Moi !" Rire puis sourire puis rictus. Axel a fait le test car il a découvert une petite tache rosée sur sa peau, comme un coup d'ongle. "Vraiment comme un coup d'ongle. En tout cas c'est pas une manucure, j'en suis sûr. Un coup d'ongle, pas plus ; comme avaient les copains. Vous savez ces boutons rosés qui se font violets."

Axel sait comment il s'est contaminé mais ne sait pas qui l'a contaminé ; il ne sait pas non plus qui il a contaminé. Il se prépare à faire sienne l'histoire des autres, celle des premières taches. Il sourit pour tous ceux qu'il a pleurés.

Aurait-il pu en être autrement ?

Lorsque l'existence du S.I.D.A. a été révélée en 1981 par les épidémiologistes d'Atlanta, les points communs entre les différents malades ont été répertoriés : homosexualité masculine, nombre élevé de partenaires, antécédents de maladies sexuellement transmissibles, pratique de la sodomie. Ces caractéristiques permettaient de suspecter, avant même qu'on découvre le virus responsable, qu'on était en présence d'une maladie sexuellement transmissible (M.S.T.). Cependant, il était logique de penser que l'homosexualité masculine ne pouvait constituer le facteur unique de transmission de la maladie. Il paraissait absurde d'imaginer que l'agent responsable fût assez malin pour désigner ses victimes en fonction de leurs habitudes sexuelles. En fait le germe en question était pernicieux, mais pour d'autres raisons.

Le S.I.D.A. a explosé dans la communauté homosexuelle de Californie en raison du nombre extrêmement important de partenaires de chacun des membres de cette communauté et d'une contamination sexuelle en circuit fermé : chaque individu avait des relations sexuelles non protégées avec de multiples partenaires qui eux-mêmes fréquentaient des partenaires déjà contaminés. D'où le faux sentiment d'invulnérabilité des hétérosexuels.

La porte des backrooms, ces arrière-salles de boîtes de nuit, n'est plus ouverte à tous ; les homosexuels ont dû apprendre la vie de couple. La génération cuir est passée au caoutchouc. De "groupe à risque", les homosexuels, qui ont rapidement changé leur comportement, en particulier en adoptant le "safer sex", sont devenus "groupe exemplaire".

En France, le nombre d'homosexuels masculins est estimé entre 3 et 5 % des hommes de 15 à 59 ans soit 471 000 à 748 000 personnes parmi lesquelles, on peut individualiser, à la suite d'une enquête menée par le sociologue M. Pollack et la revue *Gai Pied Hebdo*, des groupes fortement exposés (57 % des homosexuels si on prend comme critère des antécédents de maladies sexuellement transmissibles). Les extrapolations font apparaître des valeurs extrêmes de 54 000 à 100 000 séropositifs dans ce groupe.

Avant le S.I.D.A., certains considéraient les "pédés" comme des malades ; mais c'était leur affaire. Depuis le S.I.D.A., "non contents de se comporter comme des malades, ils le sont devenus et transmettent la maladie".

En dehors des grands rassemblements urbains, l'homosexualité reste difficile à assumer. De nombreuses campagnes d'information destinées aux homosexuels ont été menées. Les accroches ont été multiples :

"Dans safer sex il y a avant tout le mot sexe."

"J'aime les hommes qui aiment les hommes qui aiment le safer sex."

"Capote & lubrifiant : le couple inséparable."

"Génération safer sex."

Organisées à l'initiative d'homosexuels amateurs de masturbation collective et de sexe sûr, les *"Jack-off parties"* (*Jack-off* : branlette) représentent une modalité d'usage de la sexualité qui n'a rien de futuriste dans un monde où "Parlez-moi d'amour perdu..." n'est plus un disque à la mode mais un disque de circonstance. Pourquoi pas l'amour à deux et le sexe à plusieurs ?

Plaisir supplémentaire inventé dès la fin des années soixante-dix à Manhattan, ces *Jack-off* parties n'étaient à l'époque qu'un des modes de plaisir homosexuel ; elles apparaissent aujourd'hui comme une partie de la solution si on en cherche une qui ne soit pas finale. Dans onze villes des U.S.A. ainsi qu' à Amsterdam, Cologne, Vienne, Hambourg, Paris, Marseille, les membres actifs respectent la même règle intransgressible, à savoir que seule la masturbation mutuelle est autorisée et que la pénétration, la fellation (même avec un préservatif), le baiser profond sont interdits. C'est ainsi qu'à dates fixes, deux cents "invités" pénètrent dans une arrière-salle de boîte gay, se déshabillent mais gardent leurs chaussures puisque comme le rappelle le disque-jockey en ouverture de séance, la bonne tenue veut qu'on éjacule par terre et non sur ses partenaires.

En 1991, malgré une diminution de la part relative des homosexuels contaminés, la prévalence du V.I.H. reste très importante dans cette population.

Homosexualité féminine.

Très liées à l'activisme "gay", les homosexuelles féminines ont longtemps craint que l'information concernant l'existence d'un risque dans leurs relations sexuelles leur soit cachée. Après une analyse approfondie, seules les pratiques sexuelles impliquant la pénétration vaginale, non par un godelureau, mais par un objet contondant, potentiellement traumatisant pour les muqueuses et éventuellement souillé par du sang ou des sécrétions génitales contaminées, ont été incriminées dans deux cas de transmissions homosexuelles féminines ; cas curieusement publiés dans la revue *Annals of Internal Medicine*.

Transmission par toxicomanie intraveineuse : Histoire de Brice

Brice est épuisé. Epuisé de traîner sa carcasse dans la ville, dans les bars, dans des hôtels d'une nuit. Harassé par la quête constante de la dose quotidienne et de sa monnaie d'échange :

un auto-radio, deux jantes en alu, un blouson en cuir ; de ces contrôles d'identité pour délit de sale gueule, de barbe désordonnée, de boucle d'oreille. Il hésite entre la défonce et la cure de sevrage. Cette douleur au flanc droit lui rappelle son hépatite chronique diagnostiquée quand il avait été incarcéré. Il se décide à consulter à l'hôpital, à condition qu'il n'attende pas, qu'on ne commence pas à lui faire la morale. Ras le bol la galère ! Il le précisera bien : il vient pour sa fatigue, pour être hospitalisé quelques jours, pour faire le point. Si on peut en même temps l'aider à décrocher, il veut bien; mais il faudra qu'on l'aide vraiment, pas un sirop pour dormir comme pour les gosses.

On lui explique qu'il aura le bilan qu'il réclame et que ce bilan comprendra, compte tenu de ce qu'on sait sur les risques encourus par les toxicomanes, un test de dépistage d'une infection par le virus du S.I.D.A. *Brice accepte ; ce n'est pas son problème principal. Le résultat semble le laisser indifférent. Il est séropositif. Sept ans de toxicomanie intraveineuse, un partage de seringues avec des compagnons de shoot, l'ont contaminé à une ou plus vraisemblablement à plusieurs reprises.*

Aurait-il pu en être autrement ?

C'est en 1982 que les premiers cas de S.I.D.A. ont été observés, aux Etats-Unis, chez les utilisateurs de drogues par voie intraveineuse, confortant l'hypothèse que cette maladie était aussi transmissible par le sang (partage de seringues), à l'image des modalités de contamination de l'hépatite virale B. La population toxicomane a été contaminée par des homosexuels également toxicomanes et partageant leurs seringues et/ou leurs aiguilles soit en raison des difficultés à s'en procurer, soit pour sacrifier ou se sacrifier au rituel de la fraternité. Par ailleurs, certains toxicomanes s'adonnaient à la prostitution masculine pour se procurer les fonds nécessaires à leur défonce.

En France, les toxicomanes représentent une population de 100 à 150 000 personnes dont environ 70 % utilisent des drogues par voie intraveineuse.

30 000 femmes se droguent chaque année.

Le nombre de séropositifs parmi les toxicomanes est estimé entre 21 000 et 42 000. L'infection à V.I.H. prend chez le toxicomane des résonances particulières. Elle peut avoir un effet contributif soit dans le désir de désintégration (autodestruction), soit dans celui d'intégration en passant d'une situation de marginal à celle de malade. Parfois, le désir d'intégration atteint son paroxysme dans un désir de grossesse.

En 1991, les campagnes d'information dans la population toxicomane se heurtent à un hermétisme vis-à-vis de la prévention. Si la vente libre des seringues a trouvé acquéreur, malgré le regard réprobateur de l'officine officiante, elle s'accompagne rarement de l'achat de préservatifs, comme si une loi schismique séparait les humeurs, dans les deux cas mauvaises, sexuelles et sanguines.

La lutte contre le S.I.D.A. passe par la lutte contre la drogue. Celle-ci doit s'attaquer plus au désir de se droguer qu'aux modalités d'administration de la drogue. En effet, si le message de dangerosité passe, entraînant son cortège de précautions, il n'a pas d'effet dans les situations de pulsion où la meilleure seringue est la plus proche. Mettre en avant le risque du S.I.D.A. ne refrène pas, voire stimule les conduites ordaliques.

La difficulté de mise en place de campagnes efficaces est en grande partie liée à l'absence de profils stéréotypés des toxicomanes. Leurs motivations apparentes ou profondes sont multiples : elles vont de la tentative de fuite de la société à la croyance en des vertus créatives.

L'irruption du V.I.H. ne bouleverse pas seulement le monde des drogués. L'intrus s'interpose entre le toxicomane et l'intervenant en toxicomanie, devenant un partenaire incontournable qui scelle les bases de nouvelles règles relationnelles. Les problèmes inhérents à la toxicomanie sont depuis des années, et à juste titre, pris en charge essentiellement par les psychiatres. L'apparition d'une pathologie somatique spécifique a amené les toxicomanes à devenir également les patients des praticiens d'organes.

Ces malades d'un nouveau genre inquiètent, dérangent, perturbent la bonne marche d'un service, d'une consultation mais l'expérience montre que leur adhésion aux soins est meilleure au fil du temps. Le fait d'obtenir le statut de malade et de quitter celui de déviant fait souvent cesser la toxicodépendance.

Autre vision optimiste, une enquête présentée à la conférence de Florence en juin 1991, menée conjointement à New-York et à Bangkok, montre que les changements de comportement intervenus chez les toxicomanes de ces deux villes ont entraîné une stabilisation de la contamination. Le taux de séropositivité est stable à Bangkok depuis un an et à New-York depuis six ans.

Transmission par transfusion : Histoire de Casimir

– Demain, le camion du Centre de Transfusion vient devant l'entreprise, dit Madeleine d'une voix monocorde, sans cesser de rincer consciencieusement la vaisselle.

Madeleine a 56 ans et ce n'est pas son altruisme qui l'a convaincue de donner son sang. Un juste remboursement de dette puisque son mari ne doit sa survie qu'à un pontage coronarien qui n'aurait pu avoir lieu sans un apport transfusionnel. Casimir approuve totalement.

Quelques jours après le don, Madeleine reçoit chez elle une lettre du Centre de Transfusion. Une anomalie biologique ayant été découverte, on lui demande de prendre rendez-vous avec le Dr Martin ou le Dr Schwarz pour explications et explorations complémentaires.

Madeleine n'est pas vraiment inquiète ; avec son embonpoint et ses crises de foie, elle ne serait pas étonnée qu'on eût découvert trop de cholestérol ou un début de diabète, comme chez son pauvre père qui, vers la fin, devait se piquer à l'insuline.

La découverte chez elle d'une hypercholestérolémie ou d'une hyperglycémie aurait été un événement banal, un sujet de conversation au bridge, lui permettant de donner la réplique à ses amies aux hanches coxarthrosiques ou aux vésicules paresseuses.

Mais l'anomalie découverte ne sera pas de celles dont elle parlera entre "un trèfle" et "deux carreaux" ; elle la taira, l'enfouira, paniquée qu'on puisse la deviner lors d'un rougissement déclenché par une conversation mondaine sur ce fameux S.I.D.A.

– Madeleine, tu boirais, toi, dans le verre d'un S.I.D.A. ? Moi, j'évite de prendre le bus. Il y a de ces têtes ! C'est bien simple, l'autre jour... De toutes les façons, ces homosexuels et ces drogués, il faut tous les enfermer. Ils n'ont qu'à être normaux !

– Madame Couston... vous êtes bien madame Couston Madeleine, née le 7 avril 1932 ? Je suis le Dr Martin. Madame, lors de votre don du sang du 12 février à l'entreprise O.P.A.L., nous avons, comme la législation nous l'impose depuis le 1er Août 1985, réalisé un sérodiagnostic V.I.H. Vous savez ce que c'est ?

Les tempes glacées, Madeleine grommela un ou... i inaudible sans oser disserter sur ses connaissances.

– Ce test s'est avéré chez vous positif. Il signifie que vous avez été en contact avec le virus qu'on appelle V.I.H.

– Le virus du S.I.D.A....

– Oui, mais attention, ce test ne signifie en rien que vous ayez le S.I.D.A. Vous pouvez très bien avoir ce test positif et ne pas être malade. D'ailleurs vous n'avez pas l'air malade. Vous vous plaignez de quelque chose ?

Madeleine aurait aimé dire "de vous" mais elle se contenta d'un :

– Non, non. Je vais bien. J'ai même grossi.

– Le test, je le répète, n'est pas uniquement positif chez les malades du S.I.D.A., il l'est aussi chez des individus qui ont rencontré le virus mais qui n'ont aucun symptôme car le virus n'a pas fait de dégâts chez eux.

Compte tenu du sexe, de l'âge et de la présentation physique de Madeleine, le Dr Martin supprima les questions concernant l'homosexualité masculine et la toxicomanie.

– Est-ce que vous avez déjà été transfusée ?

– Jamais.

– Vous n'avez jamais été opérée ?

– Oui, l'appendicite, j'avais huit ou neuf ans ; je ne crois pas que j'ai été transfusée. Ça n'a peut-être rien à voir, mais mon mari, oui.

Si, cela avait à voir...

– Il a été transfusé en quelle année ?

– En 84, en mai 84, le 6 mai.

– Pour quelle raison ?

– Un pontage coronarien.

– Excusez-moi d'être indiscret ; après cette intervention, avez-vous eu des relations sexuelles ?

– Pas le premier mois ; mais par la suite, comme avant.

Le jour où Madeleine apprit sa séropositivité, elle n'eut pas le répit de la décantation, elle dut en informer Casimir ; lui expliquer la nécessité de se faire tester. Casimir était séropositif à la suite des transfusions nécessitées par son intervention. Un des donneurs fut également retrouvé séropositif.

Aurait-il pu en être autrement ?

La possibilité d'une transmission sanguine du S.I.D.A. a été évoquée dès 1982 et confirmée en 1983.

On définit par le terme de S.I.D.A. post-transfusionnel la survenue d'un S.I.D.A. chez des patients qui n'appartiennent à aucun des groupes à risque mais qui ont reçu, dans les cinq ans qui précèdent, une ou plusieurs transfusions de sang ou de ses dérivés.

L'origine transfusionnelle de la contamination n'est, souvent, pas scientifiquement documentée. En effet, d'autres modes de contamination peuvent avoir existé mais être niés ou ignorés par le malade.

En outre, il n'est pas toujours possible, pour des raisons matérielles, de retrouver tous les donneurs de produits sanguins reçus par un malade.

L'intérêt médical du S.I.D.A. post-transfusionnel réside dans le fait que la date du contact avec le virus est, dans cette circonstance, connue avec précision et permet de retracer l'histoire naturelle de la maladie. Il est donc possible d'évaluer le temps d'incubation moyen de la maladie.

L'évolution du S.I.D.A. post-transfusionnel semble révéler un lien entre l'état du donneur et celui du receveur : l'évolution du receveur vers le S.I.D.A. avéré serait d'autant plus rapide que le donneur a évolué ou évolue vite vers la maladie. Les variations de la durée d'incubation, chez les sujets contaminés par transfusion, pourraient trouver là une explication.

En France, au 1er juillet 1991, le nombre de cas de S.I.D.A. post-transfusionnel (adultes + enfants) est de 919 (5,9 %). Le nombre de sujets contaminés par transfusion sanguine est estimé entre 6 000 et 9 000 personnes. A ce nombre, il convient d'ajouter les 226 (1,5 %) cas de S.I.D.A. recensés chez les hémophiles et les sujets présentant d'autres déficits de la coagulation (adultes + enfants).

Il existe en France entre 4 300 et 4 400 hémophiles. 3 500 d'entre eux ont eu des perfusions avant 1985. A ce jour, 1 200 ont été répertoriés séropositifs vis-à-vis du V.I.H.

Le mode de contamination transfusionnel est responsable de 25 % des cas de S.I.D.A. chez l'enfant, en France (enfants hémophiles, transfusés, nés de mère transfusée).

Depuis le 1er août 1985, un test de dépistage systématique des anticorps anti-V.I.H. a été mis en place lors de tout don du sang. Sur vingt millions de dons testés de 1985 à 1990, 5 307 ont été retrouvés positifs et écartés de la transfusion, soit 0,027 %. Le risque transfusionnel en 1991, en France, est évalué à 1/125 000 dons.

Le Centre National de Transfusion Sanguine (C.N.T.S.) a été accusé d'avoir distribué jusqu'en juillet 1985, à des hémophiles, des produits contaminés par le V.I.H., alors que fin 1984 il était déjà établi que chauffer les facteurs antihémophiliques éliminait le risque de contamination. "Les sujets séronégatifs pouvaient bénéficier des concentrés chauffés", rétorquent les responsables du C.N.T.S. Une grande partie des stocks de produits contaminés a été écoulée pendant l'été 1985.

Le ministère se justifie en évoquant une sous-estimation collective du risque de S.I.D.A. en France, en 1985. Les mesures prises en 1991 pour calmer les hémophiles, l'enquête de l'I.G.A.S. (Inspection Générale des Affaires Sociales) sur les responsabilités ainsi que le dépistage obligatoire de l'H.T.L.V-I n'empêcheront personne de penser qu'il aurait mieux valu détruire en le chauffant un virus dont on connaissait l'existence, que détecter un virus dont on sait la rareté.

Les facteurs économiques sont la préoccupation essentielle des gestionnaires. Gérer la banque du sang implique des impératifs, des choix. 38 à 50 % des hémophiles français seraient infectés par le V.I.H. selon les estimations actuelles.

La démission du directeur du C.N.T.S. n'a consolé aucune famille, elle a seulement permis de dévoiler au grand public que les membres du directoire de cet organisme sans but lucratif avaient un intéressement direct sur les résultats des activités commerciales.

Dans certains pays européens, commerce et santé ne sont pas sur le même plateau de la balance ; les taux de séropositivité parmi les hémophiles sont de 7,5 % en Belgique, 6,6 % en Norvège, 3 % en Hongrie.

Transmission par relations hétérosexuelles : Histoire de Dorothée

En voyant Dorothée, on pouvait se hasarder à un diagnostic : mannequin ? Pas exactement, son mètre soixante-douze, ses cheveux ondulés méthodiquement décoiffés en un panache ambré, ses yeux bleu-vert sans l'artifice de lentilles teintées, sa peau pain brûlé constituaient son unique mais efficace panoplie pour exercer la profession de danseuse rythmique. Quelques clips publicitaires dont elle avait été l'éphémère héroïne ren-

daient son visage familier au point que le désarroi qu'on y lisait ce jour-là apparaissait comme une erreur de maquillage.

L'attitude prostrée, le regard quémandant une once de sollicitude donnaient un aspect stéréotypé à ces consultants qui se succédaient depuis l'épidémie dans cette salle d'attente. Plus le regard était interrogateur, moins la personne se considérait comme "à risque" et moins le résultat du sérodiagnostic était ancien.

Dorothée avait comme seul facteur de risque d'être hétérosexuelle et d'avoir à vingt-trois ans, obéi aux lois de la physiologie avec au total moins d'une dizaine de partenaires.

Quant à la sérologie, le résultat, positif bien sûr, lui avait été communiqué quarante-huit heures auparavant. Une amie lui servait de pare-chocs aux accrochages de la circulation que la vie lui imposait, depuis qu'ayant décidé de se faire ôter un grain de beauté, le chirurgien lui avait demandé "un petit bilan".

L'amie parlait à sa place, traduisant maladroitement la souffrance de Dorothée et lui répétant comme à un enfant les paroles rassurantes du médecin.

Elle était fidèle depuis trois ans à Bernard et ce, malgré les absences répétées de celui-ci.

– Il est marin, expliquait l'amie, navigateur ; il fait des courses sur des voiliers. Il n'est pas souvent là, forcément. Il est connu. Vous le connaissez peut-être.

Le navigateur était joignable par radio. Il disputait une compétition réputée. Mais il n'était pas question qu'elle l'avertisse ainsi de sa séropositivité.

Lorsqu'il revint quinze jours plus tard, les analyses le trouvèrent séropositif. Pas d'homosexualité, pas de drogue, pas de transfusion. Seulement quelques escales.

Dorothée avait bien lu que l'on pouvait être contaminé par relations hétérosexuelles, mais elle n'aimait pas s'appesantir sur ces articles des hebdomadaires féminins ; elle fuyait le titre accrocheur, préférant éplucher lentement une nouvelle romanesque relatant des amours folles situées avant les années

S.I.D.A. ; et puis son frère infirmier était fier de jouer un rôle d'éducateur lors des déjeuners dominicaux.

Elle se sentait en sécurité avec Bernard, trois ans déjà, presque un fiancé. Bernard, 1m 90, 85 kilos, un morphotype de Viking tout en muscles, ne ressemblait en rien à ces photographies de Libé *concernant des sidéens cachectiques.*

Mais le physique scandinave de Bernard facilitait ses relations épisodiques à Dakar, aux Antilles ou à Marseille. Il ne s'inquiétait pas de ces rencontres. Il agissait comme les copains et comme l'abstinence due à plusieurs semaines de mer le lui commandait. Le S.I.D.A., il connaissait, mais ce n'était pas pour lui.

Aurait-il pu en être autrement ?

La transmission hétérosexuelle du V.I.H. est actuellement unanimement admise. A posteriori, on peut s'étonner que la communauté scientifique ait pu progresser si rapidement sur la connaissance du virus tout en doutant du péril hétérosexuel.

Le déni par le corps médical, les intervenants sociaux, ou les médias, d'une possible transmission hétérosexuelle du V.I.H. peut être considéré comme un génocide volontaire. Des articles, voire des ouvrages ont défendu des thèses limitant le S.I.D.A. à une "maladie rectale", d'autres développant l'idée que seule la syphilis pouvait faire le lit du S.I.D.A. ou que la transmission hétérosexuelle était un mythe.

Les différentes publications estiment le risque de devenir séropositif après une relation hétérosexuelle avec une personne contaminée entre 1 pour 100 et 1 pour 1 000. La transmission hétérosexuelle est évidemment bidirectionnelle avec une transmission plus facile dans le sens homme-femme.

Les rapports hétérosexuels peuvent être contaminants, et ceci quel que soit le mode de pénétration, une relation anale n'étant pas du tout obligatoire.

Aucune enquête épidémiologique ne permet de conclure que le baiser avec contact salivaire mutuel puisse jouer un rôle contaminant. Les relations bucco-génitales semblent susceptibles de

BIBLIOTHÈQUE-DISCOTHÈQUE MUNICIPALE 93220 GAGNY

contaminer lorsque le V.I.H. se trouve au contact de la muqueuse génitale.

Des études portant sur les partenaires d'individus infectés ont montré que des relations sexuelles supérieures à six mois entraînent un taux de contamination variant de 9 à 60 %.

Les facteurs favorisant la transmission ont eté particulièrement étudiés en Afrique. Ceux qui entraînent un risque accru sont :

– un *multipartenariat ;*

– l'existence de *maladies sexuellement transmissibles.* Une ou plusieurs maladies sexuellement transmissibles, quel que soit le partenaire atteint, multiplient le risque par 2 ;

– la *sodomie* multiplie le risque par 3 ;

– les rapports pendant les *menstruations* augmentent le risque de contamination dans le sens femme-homme.

– *l'âge* : le pourcentage de transmission est de 17,4 % avant 45 ans, et de 36 % après 45 ans.

L'évolution mondiale de l'épidémie dépend de son extension par relations hétérosexuelles. Faisant le lit de la transmission materno-fœtale, celle-ci est en passe d'inverser la démographie des pays en voie de développement. La prise réelle de conscience du risque hétérosexuel est très faible dans les pays occidentaux.

L'estimation du nombre de séropositifs parmi les hétérosexuels non toxicomanes aboutit à une fourchette de 15 000 à 36 000 en France. Nous préférons les nommer *hétéropositifs* plutôt qu'hétérosexuels exclusifs.

Transmission materno-fœtale : Histoire d'Estelle et de Florent

Estelle vient d'accoucher d'un garçon, Florent. Un garçon, c'est ce qu'elle souhaitait comme premier enfant. Pour la fille, elle déciderait plus tard avec Damien, son mari ; quand leur petite boutique de prêt-à-porter couvrira les frais, que les emprunts seront remboursés. Estelle est émerveillée par la naissance de Florent ; elle le trouve très beau. Cet avis n'est pas partagé par Damien et encore moins par les pédiatres. Florent ne pesait qu' 1 kg 950 à la naissance et en quelques jours il a perdu plus de poids qu'à l'accoutumée. Estelle se reproche d'avoir fumé pendant la grossesse. C'est d'ailleurs la seule opinion qu'elle partage avec ses beaux-parents depuis des années.

Quatre mois et demi se sont cependant écoulés, marqués par un refus fréquent du biberon, quelques vomissements, une stagnation de la courbe pondérale, une apathie. Mais maintenant apparaissent une diarrhée, de la fièvre et le médecin consulté retrouve au niveau du cou des ganglions très augmentés de volume ; il a parlé également de grosse rate. "A quoi sert la rate ?" se demande Estelle sans oser poser la question. Tout se bouscule, une hospitalisation de quelques jours est programmée, simplement pour un bilan...

Florent est depuis deux semaines dans le pavillon des nourissons quand la surveillante annonce à Estelle que l'assistant du service, le docteur Deschamps, veut lui parler. Non, seule, sans son mari, tout au moins, cette fois. Le docteur Deschamps est une femme, elle a l'habitude des déclarations pénibles mais le temps ne l'a pas vaccinée contre le malheur, même s'il s'agit de celui des autres, surtout celui des petits d'hommes.

– Pour tenter de trouver une explication à tous les signes que présentent Florent, nous avons fini par lui demander un test concernant le virus du S.I.D.A.

Estelle ne sent plus ses jambes, sa tête tourne, elle a l'impression que le médecin s'adresse à une autre personne, qu'elle est spectatrice. La moitié d'elle-même réalise que si on parle de ce test, ce sera pour préciser qu'il est positif. D'ailleurs la mimique embarrassée du docteur Deschamps ne laisse aucun doute. Tout va à la fois trop vite et trop lentement. Trop vite en tous les cas lorsqu'elle entend :

– Le résultat est malheureusement positif. Nous l'avons contrôlé par des tests sophistiqués, le petit Florent est porteur du virus et le scanner montre qu'il y a une atteinte cérébrale.

– Mais pourquoi ? Comment a-t-il attrapé ça ?

– Justement, j'aimerais que nous en parlions.

Dès lors, le secret d'Estelle, celui qu'elle avait définitivement enfoui, leurrant sa mémoire quand une vague de fond le ramenait à la surface, venait de se transformer en un raz de marée émotionnel, inondant le réduit faisant office de bureau d'accueil des familles.

Non ! Non, bien sûr, elle n'était pas toxicomane, non ! Cigarettes, oui, si on peut considérer ça comme un toxique, oui, sûrement pour les docteurs, ils ont raison. Mais pas droguée, jamais, enfin, il y a fort longtemps, et puis peu de temps ; mais elle va très bien, elle n'a jamais été malade ; elle avait fait une expérience, pour voir. "Vous savez, c'était il y a plus de six ans et puis ça n'a duré que deux mois, oui à peu près, disons six mois ; à tout casser six mois. Je ne partageais pas les seringues car je savais qu'on pouvait attraper l'hépatite. Enfin pas avec tout le monde, seulement avec mon copain de l'époque ; mais il n'était pas malade; c'était un sportif ; il est devenu prof de gym ; il a eu un poste aux Antilles. Je ne l'ai plus revu ; je n'ai pas cherché car j'ai rencontré mon mari. Il n'est au courant de rien ; il ne faut pas qu'il sache. Et le bébé ? Que va devenir le bébé ? Vous êtes sûre du résultat ? Vous êtes sûre que c'est moi ? Je vous le répète, je n'ai jamais été malade..."

Le test de dépistage sera bien sûr proposé à Estelle qui l'acceptera. Ce n'est pas le médecin qui expliquera à Damien qu'Estelle est séropositive et pourquoi, car il est tenu au secret professionnel, c'est son épouse. Les cinq ans de vie commune avec elle n'ont pas épargné Damien. Le tribut que ce foyer nais-

sant devra payer au S.I.D.A. sera de trois séropositifs, de vingt-neuf ans, vingt-six ans et cinq mois.

Aurait-il pu en être autrement ?

Données mondiales :

En 1991, on évalue à plus de 3 millions le nombre de femmes infectées dans le monde. Elles sont pour la plupart en période d'activité génitale et seules avec leur conscience devant leur désir dramatique de maternité. La majeure partie (80 %) se trouve en Afrique dans les pays subsahariens, dans la région des grands lacs (Ouganda, Rwanda, Burundi), véritable épicentre de l'épidémie avec 20 % de la population adulte séropositive.

Les 2 millions et demi de femmes africaines infectées ont donné naissance à environ 2 millions d'enfants dont on estime que 500 000 sont infectés.

En Afrique, le délai de survie après le diagnostic de S.I.D.A. ne dépasse pas un an et on s'attend à une augmentation de mortalité des enfants de moins de 5 ans et des femmes de la tranche d'âge 20-49 ans.

Aux Etats-Unis, les études de séroprévalence chez les femmes ont montré des chiffres compris entre 0 et 4,3 %. Les taux élevés (supérieurs à 1 %) ont été observés surtout dans les zones urbaines : New-York, Baltimore, Miami, San José. Deux Etats, la Louisiane et l'Illinois, requièrent un sérodépistage lors de l'examen prénuptial.

Données françaises

Au 1er juillet 1991, 2 324 cas de S.I.D.A. de sexe féminin ont été recensés pour 13 210 cas de sexe masculin. Sur les 15 534 cas totaux, 342 sont des enfants.

Le nombre de femmes séropositives est évalué entre 16 000 et 36 000. Actuellement, un enfant séropositif naît quotidiennement : 1 500 enfants sont séropositifs en France.

TABLEAU IX

Répartition des cas de S.I.D.A. néo-nataux par mode de contamination de la mère (France au 01/07/91)

MODE DE CONTAMINATION DE LA MÈRE	**TOTAL**	
	Nombre	**%**
Mères toxicomanes par voie veineuse	102	38,6
Mères transfusées	9	3,4
Mères avec contact hétérosexuel	**143**	**54,2**
Mères à risque inconnu	10	3,8
TOTAL	**264**	**100**

La véritable dimension de la transmission materno-fœtale se mesure à terme avec les graves problèmes sociaux et moraux qu'elle implique. La liberté de décision de la femme qui n'est pas encore mère doit-elle aller à l'encontre du droit de l'enfant à n'accepter de naître qu'à condition de vivre ? Le 20 novembre 1989, la Convention Internationale des Droits de l'Enfant a été adoptée à l'unanimité par l'Assemblée Générale des Nations Unies. La convention reconnaît à l'enfant des droits propres, en particulier le droit à la vie, le droit à la santé, le droit à la famille : trois conditions que la séropositivité de la femme ne garantit pas.

La contamination par transfusion a eu sa parade. La transmission materno-fœtale est chiffrable et peut être endiguée. Ce devrait être le deuxième mode de transmission du V.I.H. à disparaître. Parler à mille personnes prises au hasard permettra peut-être d'en protéger une sur mille de la séropositivité.

Convaincre isolément mille femmes enceintes séropositives de ne pas conduire leur grossesse à terme évitera deux cents à deux cent cinquante cas de S.I.D.A.

En 1990, 65 % des femmes enceintes ont subi un test de dépistage.

Comment ne pas contaminer ? Je t'aime, moi non plus

En 1991, grâce aux multiples campagnes d'information, les Français savent que les hétérosexuels ne sont pas à l'abri du S.I.D.A. Mais *ils protègent leur sérénité et non leurs rapports* en imaginant qu'ils ne peuvent être contaminés que par un comportement à risque, autrement dit de débauche, et ne sont pas convaincus de l'existence d'un risque purement aléatoire.

En outre, l'interrogatoire policier n'est pas de mise en prémices d'une relation occasionnelle et des couples vivant ensemble de longue date ignorent parfois tout du passé, voire du présent, de l'autre.

Violaine et Pierre sont mariés depuis cinq ans. Ils se présentent en 1988 à une consultation spécialisée. Tous deux sont agressifs, réclament d'être reçus avant les autres patients parce qu'ils n'en ont que pour quelques instants, juste pour qu'on refasse de meilleures analyses.

– Voilà Docteur, nous venons pour ce soi-disant test concernant ce soi-disant S.I.D.A. qui serait soi-disant positif. Comme il n'y a aucune raison, on s'est renseigné ; on nous a donné votre nom pour que vous mettiez les choses au clair car il n'y a aucune raison qu'on soit positifs. On est mariés depuis cinq ans. Il doit bien y avoir des erreurs dans les tests ? En tous les cas dans les petits laboratoires. Figurez-vous qu'une fois, pour ma mère dans ce même laboratoire, ils avaient perdu sa carte de groupe sanguin. On y va parce qu'il est à côté de chez nous. Nous habitons toujours avec ma mère. Financièrement, ça a des avantages. On peut plus rien louer en ce moment.

Pierre finit par poser ses Ray Ban.

– Puisque vous êtes venus ensemble, je suppose que vous êtes d'accord pour qu'on parle librement ou alors, je vous vois l'un après l'aûtre.

– Mais non, Docteur, je n'ai aucun secret pour ma femme, je peux tout dire devant elle. J'ai eu une liaison, c'est vrai, deux ans après notre mariage, mais ça a duré très peu de temps et maintenant je me suis rangé. Je la fréquente plus, mais je sais qu'elle va bien, enfin qu'elle est pas malade.

– Ah bon tu l'as revue !

– Mais juste pour voir comment elle allait. Arrête ! Tu vas pas commencer ! On est là pour refaire le test.

Pierre est interrogé par le médecin puis examiné dans une salle d'examen attenante au bureau de consultation (séparation architecturale indispensable que nous avions demandée à l'administration hospitalière).

– Docteur, je vous ai pas tout dit, j'ai des relations homosexuelles et ma femme ne le sait pas. N'en parlez pas.

Une fois Pierre rhabillé, Violaine sera examinée dans le réduit ; cet isolement est à nouveau propice à la confidence-confession.

– Je me suis piquée il y a trois ans et je continue de temps en temps. Il n'est pas au courant. Ça reste entre nous, Docteur.

La tête dans le sac : je capuchonne

En chapeau de tout article de prévention, il est mis en exergue que les préservatifs restent la principale mesure pour limiter l'épidémie de S.I.D.A.

Le préservatif, le condom, la capote, le capuchon, le chapeau, l'imperméable apparaît toujours comme l'accessoire de l'Autre tant au plan individuel qu'à celui des nations : les pays tunnellisés se renvoyant mutuellement l'ex-tradition, capote anglaise des Français, *french letter* des Britanniques.

Dans une étude européenne, incluant 400 couples hétérosexuels dont un des partenaires est séropositif, le compagnon séronégatif est également interrogé et testé tous les six mois.

Aucune séropositivation n'a été constatée dans le groupe qui a des rapports vaginaux ou anaux systématiquement protégés et des rapports bucco-génitaux sans protection. En revanche, des séroconversions ont été constatées parmi les couples qui continuent à avoir des rapports vaginaux ou anaux non protégés.

De nombreuses enquêtes sur les préservatifs dont la transparence ne saurait être mise en doute, ont démontré que *l'utilisation des préservatifs réduit de 90 % le risque de contamination par le* V.I.H. Il convient toutefois de respecter les règles d'usage :

1. Utiliser un préservatif chaque fois que l'on a un rapport sexuel.
2. Lors de l'ouverture de l'emballage, veiller à ne pas détériorer le condom avec les ongles, les dents ou les ciseaux. Certains sachets présentent une encoche facilitant le geste.
3. Mettre un préservatif dès le début de l'érection.
4. Repérer le sens de déroulement du préservatif.
5. Si on utilise un préservatif sans réservoir, laisser un petit espace vide pour recueillir le sperme.
6. Dérouler complètement le préservatif sur le pénis avant la pénétration.
7. La lubrification du préservatif avec des gels à base d'eau évite d'éventuelles déchirures du latex. On peut compléter avec l'usage de crèmes spermicides ou antiseptiques (chlorure de benzalkonium ou nonoxynol). Attention ! Certains produits, comme la vaseline, rendent le préservatif poreux. Ne pas utiliser la salive.
8. Après le rapport sexuel, se retirer avant la fin de l'érection, en serrant le bord du préservatif pour ne pas laisser échapper le sperme.
9. Jeter le préservatif de manière qu'aucune autre personne ne puisse le manipuler.
10. Ne pas utiliser le préservatif plus d'une fois.
11. Garder les préservatifs dans un endroit frais et sec. Le portefeuille, la poche revolver, la boîte à gants sont des moyens de transport et non des lieux de stockage.

L'Institut National de la Consommation a publié l'appréciation de plus de 300 usagers, en comparant 32 marques concurrentes. 12 000 préservatifs ont été testés par 30 prostituées, 170 hétérosexuels (dont 33 femmes), 33 bisexuels et 86 homosexuels. 27 de ces 32 marques sont jugées très bonnes ou bonnes. C'est "Manix Futur" et "Prophyltex boîte bleue" qui jouissent des meilleures appréciations.

En France, les préservatifs mis en vente ont été soumis à des tests et sont estampillés NF.

Le taux de rupture des préservatifs est en moyenne de 1 pour 100 lors de rapports vaginaux et de 5 pour 100 lors de rapports anaux. Les lubrifiants permettent d'améliorer la résistance des préservatifs, mais il ne faut pas utiliser de produits à base de corps gras qui fragilisent le latex (vaseline, Cétavlon®, crème Nivéa®). Seules des substances hydrosolubles doivent être utilisées (K-Y®, Lubran®, Premicia®, Sensilube®, Taido®, Vendome®...).

Actuellement tous les goûts sont dans les officines, les couleurs aussi, mais rarement affichés sur la boîte. Ce qui coupe court aux assortiments sous-vestimentaires. Ce n'est pas là que le bât blesse, c'est à la caisse : les prix pouvant atteindre 8,50 F pièce !

Une des raisons qui limitent le passage de la consommation à l'utilisation est que l'initiative du port de cet ornement revient en général à l'homme.

La femme étant l'avenir de l'homme, il n'est pas étonnant qu'on ait vu apparaître sur le marché un condom féminin, donnant a posteriori une explication à la consonance du vocable. Il s'agit d'une gaine cylindrique en polyuréthane, obturée à son extrémité interne, l'anneau externe étant plaqué contre la vulve. Il peut être mis en place bien avant le rapport sexuel. Plus de 10 000 femmes et 900 couples ont utilisé avec confort le premier condom féminin, qui devrait être commercialisé en France, fin 1991, sous le nom de Femidom®.

Les ventes de préservatifs ont doublé entre 1986 et 1989, mais si les trois quarts des Français connaissent leurs vertus contre le S.I.D.A., moins de 10 % les utilisent régulièrement, alors que 50 % des Canadiens, 37 % des Britanniques et 68 % des Japonais y ont recours.

Si on regarde le profil des utilisateurs, on constate qu'en France, leur âge moyen est de 30 ans pour les hétérosexuels, 33 pour les homosexuels. Les femmes représentent 26,5 % des consommateurs. 4,5 % sont séropositifs ou ont un partenaire contaminant. 37 % sont des cadres supérieurs ou exercent une profession libérale.

Si la capote n'est pas entrée profondément dans les mœurs, en revanche, la proposition de son utilisation par un partenaire potentiel n'entraîne plus la suspicion. L'usage du préservatif est accepté ou refusé comme le port de la ceinture de sécurité lors des trajets automobiles, mais l'acceptation du geste n'implique plus une méfiance vis-à-vis du conducteur.

Même s'il est évident qu'on ne peut plus *passer au travers du préservatif,* les décideurs de campagnes de prévention ne doivent pas *considérer le préservatif comme la seule rustine du S.I.D.A.*

Si le préservatif est érigé en maître à panser le fléau actuel, on peut se demander si l'allergie au latex sera une pathologie fréquente du XXIe siècle.

Depuis le premier cas, décrit en 1979, d'urticaire due au port de gants en latex, cet allergène végétal est devenu une valeur montante dans les consultations d'allergologie. Les réactions d'allergie immédiate au latex surviennent essentiellement chez le personnel médical et paramédical. En effet, la généralisation du port de gants lors de tout acte médical ou paramédical, essentiellement due à l'apparition du S.I.D.A. et à la connaissance des modes de transmission du V.I.H., en est la cause principale. Selon les différentes études, 3 à 10 % des infirmières y sont sujettes. Si l'allergie aux préservatifs n'a jamais été décrite dans des publications scientifiques, probablement par pudeur des intéressés, elle existe néanmoins et représente un problème à considérer. En effet, si le personnel médical et paramédical peut utiliser dans son activité professionnelle des gants en polychlorure de vinyle ou en néoprène, les préservatifs en latex ont le monopole du marché et, à ce jour, aucune autre matière n'est en cours d'essais dans ce contexte.

Un travail récent met en évidence des allergies croisées entre le latex et la banane. S'agit-il d'une métaphore, ou simplement d'une association d'idées d'évocatologie primaire ? Le sérieux de cette publication ne peut malheureusement être remis en cause par l'apparition d'un troisième élément provoquant les mêmes sensibilisations : l'avocat.

Don du sang-don d'organes

La sécurité transfusionnelle a été considérablement améliorée par l'institution, le 1er août 1985, d'un test de dépistage systématique lors de tout don du sang.

Mais également en raison :

– d'une propagande d'auto-exclusion des donneurs à risque

– de la création de Consultations de Dépistage Anonyme et Gratuit

– de l'interrogatoire pré-don (excluant les personnes exposées)

– de la limitation des transfusions

– de l'incitation à l'autotransfusion différée (pour les interventions programmées)

– de l'utilisation peropératoire de récupérateurs de sang

– de l'inactivation virale dans les concentrés de facteurs antihémophiliques.

En 1991, il est impératif de continuer la politique d'exclusion du don du sang des sujets à comportements à risque. Les personnes exclues du don du sang reçoivent tous renseignements leur permettant de se rendre à une consultation médicale pouvant les faire bénéficier, si elles le souhaitent, d'un test de dépistage.

Le dépistage systématique des anticorps anti-V.I.H., lors du don du sang de 1985 à 1990, a mis en évidence, sur presque

20 millions de dons testés, 5 307 positifs après confirmation (soit 0,27 pour mille) qui ont ainsi été écartés de la transfusion. 86 % de ces dons provenaient de donneurs réguliers. Au total, depuis août 1985, le dépistage a concerné 5 millions de donneurs. En raison de l'existence d'une "fenêtre" résiduelle de séropositivation de 6 semaines à 3 mois, période pendant laquelle les anticorps ne sont pas encore détectables, mais le donneur déjà contaminant, il existe en France un risque transfusionnel évalué à 1/125 000 dons. Pendant cette période "muette", il serait théoriquement possible de détecter l'antigénémie V.I.H. (antigène p 24). Cependant, deux équipes américaines n'ont trouvé aucun prélèvement anticorps négatif - antigène positif sur 700 000 dons. Elles en concluent donc à l'inutilité de rechercher systématiquement l'antigène p 24, le couple interrogatoire - recherche d'anticorps apparaissant suffisant. Les méthodes de préparation de l'albumine et celle des immunoglobulines sont telles en France, que celles-ci n'ont jamais contaminé de receveur.

Plusieurs greffes d'organes ont été à l'origine d'une contamination par le V.I.H. du fait de l'utilisation bien évidemment involontaire de transplants de donneurs infectés. La dissémination du virus est alors favorisée par les traitements immunosuppresseurs anti-rejet. Dans de nombreux cas cependant, il est difficile de savoir si le support du virus était l'organe greffé ou les transfusions quasi constantes chez les transplantés.

Les dispositions légales prévoient de pratiquer un test sérologique à la recherche d'anticorps anti-V.I.H. chez tout donneur avant une greffe ou transplantation d'organe (y compris greffe de cornée).

La transmission par le sperme nécessite d'écarter tout don de sperme de donneur séropositif. Pour cela, le sujet est testé au moment du don, le sperme est congelé. Une nouvelle sérologie est demandée au donneur, six mois plus tard, avant d'utiliser les paillettes de sperme congelé.

Les américains ont été particulièrement émus par le cas d'un donneur, décédé en 1986 alors qu'il effectuait un hold-up dont les analyses avaient stipulé la séronégativité, permettant sans inquiétude le prélèvement de 52 organes ou tissus. Les receveurs de plusieurs de ses organes sont devenus séropositifs ou sidéens. L'explication la plus vraisemblable est qu'il était porteur du virus depuis peu de temps et donc qu'il ne possédait pas encore d'anticorps décelables. Un tel événement ne peut être qu'exceptionnel et ne doit pas faire renoncer à une greffe justifiée.

CHAPITRE 7

Faut-il modifier sa vie ?

"Dans l'existence de chaque jour, dans le comportement physique, il est impossible de vivre en condamné à mort."
François Jacob, Prix Nobel de Médecine 1965.

Pourquoi se faire suivre ?

La séropositivité est-elle une anomalie plus proche du morbide ou du normal ? La séropositivité est certainement un état anormal, mais pas obligatoirement un état de mal.

La présence dans le sang d'un sujet d'anticorps anti-V.I.H. (séropositivité) signifie qu'il a été en contact avec l'agent causal du S.I.D.A., malheureusement avec deux corollaires :

– ces anticorps ne sont pas protecteurs

– le V.I.H. est toujours présent dans l'organisme, au niveau cellulaire le plus noble, le noyau.

Qu'une maladie soit mortelle ne signifie pas qu'elle soit incurable. Sauf si on ne la traite pas.

Séropositivité ne doit pas être séropassivité.

Deux attitudes excessives peuvent survenir chez les sujets séropositifs :

– l'une est la quête constante non seulement de l'information la plus actualisée, mais également d'une thérapeutique miraculeuse permettant de faire disparaître le virus et de revenir à l'état antérieur ;

– l'autre est le repli sur soi, le refus d'accepter la situation, le refus d'en parler et celui de consulter, de peur que la fréquentation médicale ne favorise la progression vers un statut de malade. Cette grève de la santé pouvait éventuellement se concevoir tant qu'on était démuni de toute thérapeutique précoce antivirale ou préventive des infections opportunistes.

L'expérience a maintenant largement démontré l'intérêt d'un suivi, qui peut être attentif sans être fréquent (en général semestriel), qui permet d'intervenir ou de ne rien faire, mais à bon escient. Il est devenu inacceptable d'entrer dans le S.I.D.A. avéré dans un contexte d'urgence, confié à une équipe médicale que seul le hasard a désigné et qui donc ne possède pas les traces de tout un suivi clinique et biologique.

Certes, si l'on considère le S.I.D.A. comme un arrêt de mort, un faire-part à court terme, l'accès aux soins peut sembler illusoire. En réalité, si à ce jour aucun malade du S.I.D.A. n'a été guéri, cela ne signifie pas que tous mourront. Le premier malade guéri de la tuberculose a forcément succédé à des millions de malades décédés de la même affection.

A supposer même qu'un traitement curatif n'apparaisse que dans un avenir très lointain, il convient de jouer la montre et de se demander si la médecine et les malades ne doivent pas, pour une période transitoire, se fixer d'autres buts que la guérison, par exemple, quinze ans de séropositivité asymptomatique et une survie de cinq à dix ans une fois le S.I.D.A. apparu. Cela peut se concevoir simplement en manipulant mieux les antiviraux que l'on possède et les médications des infections opportunistes. Le temps n'est pas très loin où des malades du S.I.D.A., et a fortiori des séropositifs, décéderont comme tout le monde d'affections cardio-vasculaires à un âge avancé de leur vie.

Evolution de la séropositivité au S.I.D.A.

Pour répondre à la question primordiale concernant 8 à 10 millions de personnes infectées par le V.I.H., à savoir "passeront-elles de la situation de séropositivité asymptomatique au S.I.D.A. avéré ?", il est indispensable de s'appuyer sur les statistiques de suivi à long terme de séropositifs, ce qu'on appelle "l'histoire naturelle de l'infection à V.I.H.".

Bien qu'elles méritent d'être modulées, les données les plus intéressantes proviennent du dispensaire municipal de San Francisco, spécialisé dans les maladies sexuellement transmissibles. Ce dispensaire a suivi 6 705 hommes, homosexuels ou bisexuels, entre 1978 et 1980 dans des études concernant la transmission sexuelle de l'hépatite B. Le sang de ces patients ayant été congelé, il a été possible de constater a posteriori que 489 d'entre eux étaient séropositifs vis-à-vis du V.I.H. 442 de ces 489 dossiers ont pu être analysés. Il en ressort que le risque de passage au S.I.D.A. est estimé à 13 % cinq ans après la séropositivité, à 51 % dix ans après, à 61 % douze ans après.

Mais il est primordial de souligner que le chiffre attendu, au bout de ce délai, était de 75 % et que, s'il a été minoré, c'est en raison de l'utilisation précoce de l'AZT et de la prophylaxie de la pneumocystose.

Ces chiffres sont le reflet de l'évolution naturelle de l'infection à V.I.H. chez des homosexuels ou bisexuels, contaminés au début de l'épidémie et réinfectés à de multiples reprises. Il est licite de penser que les pourcentages de passage au S.I.D.A. chez les sujets infectés plus tardivement, et se protégeant d'une éventuelle recontamination, seront nettement inférieurs.

La mort de tout être humain est inéluctable et, avant même l'apparition de l'infection à V.I.H., on savait que l'échéance était plus précoce lorsque l'on considérait globalement des groupes particuliers, comme les diabétiques et les hypertendus. Le V.I.H. n'est donc pas le seul facteur accélérant la pendule du temps. Les suivis et les traitements instaurés chez les patients diabétiques et hypertendus n'ont fait que rapprocher leur courbe de survie de celle de la population générale.

Les signes cliniques à surveiller

Un certain nombre de signes cliniques non spécifiques peuvent laisser augurer une infection à V.I.H. déjà évoluée :
– amaigrissement >10 % du poids initial
– fièvre inexpliquée durant au moins 3 semaines
– sueurs nocturnes abondantes
– démangeaisons
– augmentation de volumes des ganglions, notamment cervicaux
– muguet (champignons) buccal
– diarrhée abondante
– toux sèche avec essoufflement
– taches cutanées rosées ou violettes
– maux de tête
– zona.

Les signes biologiques de contrôle

LE SÉRODIAGNOSTIC E.L.I.S.A.

La recherche d'anticorps anti-V.I.H. ne doit en aucun cas être libellée "test du S.I.D.A." ou "test de dépistage du S.I.D.A.", mais :
– sérodiagnostic V.I.H. ou anti-V.I.H. ou
– sérologie V.I.H. ou
– recherche d'anticorps anti-V.I.H.

Cette recherche d'anticorps anti-V.I.H. est réalisée grâce à une technique intitulée E.L.I.S.A. (Enzyme Linked Immuno Sorbent Assay), ce qui signifie en fait qu'on révèle la présence des anticorps grâce à une enzyme. Tout laboratoire d'analyses médicales est en mesure de réaliser ou de faire réaliser ce test. Pour le sujet testé, il ne représente qu'un simple prélèvement de sang de faible quantité, de préférence mais non obligatoirement à jeun. Cette technique E.L.I.S.A. est cotée B 70, soit en 1991,

123,20 F. Cet examen est remboursé à 65 % par la Sécurité sociale et à 100 % si le patient a contracté une assurance complémentaire par l'intermédiaire d'une mutuelle.

Lorsque l'analyse est réalisée dans une Consultation de Dépistage Anonyme et Gratuite, elle est par définition gratuite.

Le laboratoire qui effectue l'analyse utilise, afin d'améliorer la sensibilité et la fiabilité, deux méthodes E.L.I.S.A. de conception différente. Il est exceptionnel en 1991 d'obtenir des résultats faussement positifs ou faussement négatifs. De tels résultats ne résisteraient en aucun cas à la pratique d'analyses plus fines qui sont systématiques devant un test de dépistage positif et qu'on appelle test de confirmation.

Etant donné qu'il existe deux virus de l'immunodéficience humaine, le V.I.H. 1 et le V.I.H. 2, les laboratoires utilisent des tests mixtes permettant de déceler concomitamment des anticorps anti-V.I.H. 1 et anti-V.I.H. 2.

Le Western Blot

Le Western Blot ou immuno-empreinte est une technique de confirmation extrêmement sensible. Elle consiste à préciser que les anticorps qui ont été révélés par le test E.L.I.S.A. sont bien dirigés contre des éléments constitutifs du V.I.H. Le Western Blot élimine tout faux positif. Il doit être systématiquement réalisé devant un résultat positif par méthode E.L.I.S.A.

Le test E.L.I.S.A. et le Western Blot sont des techniques diagnostiques. Leur répétition n'a aucun intérêt dans le suivi. Une thérapeutique antirétrovirale efficace n'a pas de raison de négativer ces tests puisque ceux-ci révèlent la présence d'anticorps dirigés contre le V.I.H. et non le virus lui-même.

Les lymphocytes CD4 (T4)

Les lymphocytes CD4 étant une cible préférentielle et circulante du V.I.H., les numérer permet d'apprécier assez fidèlement le degré d'immunodépression. Là encore une simple prise de sang suffit.

Le nombre normal de lymphocytes CD4 est supérieur à $600/mm^3$. Au-dessous de 200 $CD4/mm^3$, une thérapeutique antirétrovirale et une prophylaxie de la pneumocystose sont indiquées.

Ces lymphocytes CD4 sont numérés conjointement aux lymphocytes CD8, car le rapport CD4/CD8 se situe physiologiquement entre 1 et 2. Au-dessous de 1, on parle de rapport CD4/CD8 inversé, paramètre moins important que la diminution du nombre absolu de lymphocytes CD4.

La bêta-2 microglobuline

La bêta-2 microglobuline circulante est un reflet du renouvellement lymphocytaire de l'organisme. Elle est pour certains un paramètre pronostique à prendre en considération dans la surveillance des patients infectés par le V.I.H. Sa valeur normale dans le sang est inférieure à 3 mg/l.

L'antigénémie p24 et la virémie

Certains marqueurs biologiques permettent de quantifier indirectement le virus dans l'organisme. C'est le cas de l'antigène p24, une des protéines d'enveloppe du virus, qui est présent au tout début de l'infection, avant l'apparition des anticorps anti-V.I.H., et à une phase tardive de l'évolution quand la quantité de virus produit dans l'organisme est très importante et que les anticorps n'arrivent plus à neutraliser ces antigènes.

Ce marqueur est très spécifique de l'infection à V.I.H. mais n'est détectable que chez moins de 25 % des patients ayant moins de 200 $CD4/mm^3$.

La virémie plasmatique, qui dose la quantité de virus présent dans le plasma, est plus sensible mais est encore coûteuse et, pour l'instant, réservée à quelques laboratoires de recherche.

Les signes radiologiques

L'apport de la radiologie conventionnelle dans la surveillance des sujets séropositifs se limite aux clichés thoraciques, motivés lorsqu'il existe une symptomatologie pulmonaire ou une fièvre inexpliquée.

L'échographie permet grâce à des ultra-sons de rechercher une augmentation de volume du foie, de la rate ou des ganglions abdominaux.

Le scanner, voire l'I.R.M. (Imagerie par Résonance Magnétique), sont des explorations extrêmement sensibles et indolores, particulièrement utiles pour dépister des lésions cérébrales ou surveiller leur disparition sous traitement (toxoplasmose).

L'hôpital

Le milieu hospitalier a été le premier sollicité pour prendre en charge les patients sidéens : la gravité de l'état des premiers malades, la difficulté du diagnostic, la spécificité des examens complémentaires, les traitements souvent lourds des infections opportunistes ont favorisé l'exclusivité de l'hôpital dans la prise en charge du S.I.D.A. au début des années 80.

La démographie galopante de l'épidémie, les problèmes socio-psychologiques, le suivi et le traitement précoce des patients, parfois dès l'annonce de la séropositivité, contribuent actuellement à une diversification de cette prise en charge, en particulier vers la médecine de ville.

Le rôle de l'hôpital reste toutefois essentiel lorsque la maladie est déclarée.

L'hospitalisation conventionnelle

En 1991, chaque jour, 1 400 sidéens sont pris en charge par l'Assistance Publique des Hôpitaux de Paris (AP-HP) :

– 40 % en consultation

– 60 % en hospitalisation, dont 13 % en hôpital de jour et 8 % en hospitalisation à domicile (H.A.D.).

L'AP-HP prend en charge 39 % des patients infectés par le V.I.H. en France. Cette activité hospitalière consacrée au S.I.D.A. représente 4 % des hospitalisations aiguës.

La durée moyenne d'hospitalisation annuelle par malade en 1990 est de 14 jours en hospitalisation conventionnelle (30 jours en H.A.D.). Cette durée d'hospitalisation cumulée est beaucoup plus courte qu'au début de l'épidémie, mais les malades sont hospitalisés plus fréquemment. Les services hospitaliers assument la plupart du temps la phase aiguë de l'infection et essaient de passer le relais à la médecine de ville pour maintenir le patient à domicile. Mais cette rotation accélérée des malades implique une charge de travail plus lourde pour le personnel hospitalier.

La consultation

La consultation hospitalière est actuellement le lieu de prédilection de prise en charge du patient séropositif. Même s'ils sont suivis par un médecin de ville, la plupart des patients asymptomatiques viennent en consultation tous les trois à six mois à l'hôpital. Les malades sidéens sont régulièrement suivis en dehors des épisodes nécessitant l'hospitalisation.

Les consultations motivées par l'infection à V.I.H. représentent 3 % du nombre global de consultations de l'AP-HP.

Il n'existe pas en France de consultations de sidénologie, ni de services exclusivement consacrés au S.I.D.A., même si certains ont une orientation très marquée. Les services hospitaliers qui prennent en charge les séropositifs sont pour la plupart des services d'hématologie, de maladies infectieuses ou de médecine interne. Heureusement, car la rumeur publique aurait étiqueté les patients consultant en sidénologie mieux que les pastilles rouges qui fleurissent sur les tubes de sang contaminé.

L'hospitalisation de jour

L'hôpital de jour est une structure particulière qui permet d'administrer aux patients des traitements ne pouvant avoir lieu ailleurs qu'à l'hôpital, tout en leur permettant de rentrer le soir à leur domicile. Cette structure a été créée au départ pour les chimiothérapies anticancéreuses.

C'est une prise en charge de choix dans l'infection à V.I.H. puisqu'elle permet de faire bénéficier les patients de traitements par perfusions, d'aérosols, voire d'examens complémentaires sophistiqués. 20 % des hospitalisations de jour à Paris concernent des patients infectés par le V.I.H.

LA FIBROSCOPIE

Utilisé par de nombreuses spécialités médicales, cet examen, encore appelé endoscopie, est pratiqué grâce à un tube souple doté d'une source lumineuse et d'un système optique que l'on introduit dans les cavités naturelles, permettant alors une exploration visuelle des organes. Les fibroscopies les plus couramment pratiquées concernent d'une part les poumons (intromission du fibroscope par le nez), d'autre part le tube digestif (intromission par la bouche ou par l'anus selon la partie à explorer).

La mauvaise réputation qui accompagne généralement cet examen est souvent due au traumatisme asphyxique de l'instrument contondant introduit dans le nez ou la bouche du sujet. Une prémédication relaxante, voire légèrement anesthésiante, est la solution pour un examen réalisé dans des conditions idéales.

L'endoscopie est un examen essentiel pour le diagnostic de certaines affections ; elle permet la visualisation des lésions, la biopsie, l'aspiration de sécrétions ou de liquide de lavage aux fins d'analyses.

Les aérosols

Les aérosols de Pentacarinat® (iséthionate de pentamidine) en prophylaxie de la pneumocystose se déroulent très fréquemment dans le cadre d'une hospitalisation de jour.

Un nébuliseur permet de transformer la solution de pentamidine en petites particules qui sont alors inhalées par le patient et se déposent dans les alvéoles pulmonaires. L'appareil recommandé actuellement est le Respirgard II®, nébuliseur pneumatique à usage unique ; il doit être raccordé à une source d'oxygène ou à un compresseur portatif.

L'aérosol dure environ vingt minutes, l'idéal étant de diviser la séance en pratiquant plusieurs positions (position semi-allongée, puis couchée tête tournée à droite, puis à gauche, et enfin tête en bas), afin de permettre aux microparticules de pentamidine de tapisser uniformément les alvéoles pulmonaires.

Deux bouffées de Ventoline®, avant le début de l'aérosol, permettent d'atténuer la toux irritative parfois provoquée par l'inhalation de la pentamidine.

Le scanner

Le scanner est une technique de radiologie qui associe rayons X et détecteurs électroniques. Couplés à un ordinateur, ils permettent la reconstitution visuelle, selon différentes coupes, d'un organe en respectant la densité des tissus qui le composent.

Dans l'infection à V.I.H., on utilise le scanner pour diagnostiquer des lésions viscérales profondes. Il est indispensable dans le diagnostic des infections et tumeurs cérébrales.

Le patient est allongé sur une table d'examen qui passe à travers un tube ouvert vers l'extérieur. L'expression de sarcophage est souvent utilisée mais ce n'est qu'une impression. Un examen scannographique cérébral revient à 1 000 F environ, et est pris en charge à 75 % par la Sécurité sociale (100 % si exonération du ticket modérateur).

L'I.R.M.

L'imagerie par résonance magnétique (I.R.M.), utilise un puissant champ magnétique et recueille des signaux analysés par ordinateur. Elle permet d'obtenir, pour la plupart des organes, une qualité d'image souvent supérieure à celle du scanner. Les lésions de petite taille et localisées sont plus facilement mises en évidence par l'I.R.M. que par le scanner.

Le patient doit impérativement signaler s'il porte du matériel métallique (pace-maker, stérilet, prothèses...).

Le coût d'une I.R.M. cérébrale est de 2 à 3 000 F, prise en charge à 75 % (100 % si exonération du ticket modérateur).

L'organisation des C.I.S.I.H.

Créés en 1987 devant la courbe exponentielle des cas de S.I.D.A. en France, les Centres d'Information et de Soins de l'Immunodéficience Humaine répondent à une préoccupation politique, scientifique et à un besoin d'organisation. Le but était de développer la collaboration entre les différentes équipes concernées par le V.I.H. en contournant le cloisonnement des services hospitaliers classiques.

Depuis 87, la face de l'épidémie a changé et les C.I.S.I.H. ont essentiellement un rôle dans la gestion économique de la maladie. Actuellement, 26 C.I.S.I.H. couvrent le territoire national.

Le médecin généraliste

Au début de l'épidémie, le suivi des patients infectés par le V.I.H. était considéré comme relevant exclusivement de l'hôpital. La gravité de l'affection, la méconnaissance de la maladie, les examens biologiques spécifiques difficiles à obtenir en ville, les tabous qui entouraient les modes de contamination étaient la cause de ce renvoi systématique vers une structure hospitalière sécurisante. Rassurante, elle l'était essentiellement pour le médecin, bien sûr ! Actuellement, les attitudes ont changé et un grand nombre de patients sont pris en charge en ville.

L'ampleur de l'épidémie, en France, a contraint les médecins généralistes à entrer en contact avec le V.I.H. Dans le département des Alpes-Maritimes, par exemple, le nombre de séropositifs est évalué à environ 20 000 personnes ; ce qui représente 1 habitant sur 50 infecté par le V.I.H. : tous les omnipraticiens ont donc statistiquement des patients infectés par le V.I.H. dans leur clientèle. En revanche, dans les régions où la prévalence de l'infection est faible, certains généralistes considèrent que cette pathologie, du fait de sa rareté dans la pratique quotidienne, doit relever d'une prise en charge hospitalière. Inéluctablement, cette prise de position devra se modifier.

Les particularités de l'infection à V.I.H., l'évolution naturelle de la maladie, impliquent une prise en charge à multiples composantes :

- clinique,
- biologique,
- psychologique,
- sociale.

L'information, la prévention, les conseils sont également essentiels à cette prise en charge.

Le médecin généraliste doit être le pivot de ce suivi. Il a un rôle irremplaçable à jouer, car c'est lui qui connaît le mieux l'environnement familial et social du patient.

Les enquêtes actuelles démontrent qu'un tiers des séropositifs sont suivis par des généralistes.

Depuis le 15 juin 1991, ces derniers peuvent renouveler les prescriptions de zidovudine agréées par les comités AZT d'établissements hospitaliers. Ils sont donc confrontés moins aux indications qu'aux adaptations posologiques et aux effets secondaires. La délivrance de l'AZT a toujours lieu par la pharmacie des centres hospitaliers.

Le potentiel évolutif de l'infection, la nécessité d'un diagnostic précoce de ses complications par des examens complémentaires sophistiqués (fibroscopie, lavage alvéolaire, scanner,

I.R.M.), les hospitalisations fréquentes, justifient une collaboration régulière de l'équipe hospitalière et du médecin traitant.

Le médecin traitant doit être, à chacune des étapes de la maladie, un interlocuteur privilégié.

Je suivais Monsieur B. depuis bientôt deux ans. Oh ! Très occasionnellement, quand un déménagement avec des copains avait réveillé une sciatique qui l'empêchait de faire sa partie de foot le samedi après-midi, ou quand une mauvaise grippe l'obligeait à garder le lit avec 40° de fièvre. Je connaissais toute sa famille et depuis peu, la jeune fille avec qui il avait décidé de partager son appartement, "pour un petit temps", avait-il précisé.

Un soir, il passa au cabinet pour me montrer quelques boutons dans le dos. "C'est pas que ça me gêne beaucoup, Docteur, mais depuis trois jours, ça commence à me gratter sérieusement. Et puis, c'est pas très clean pour aller à la plage. Faudrait me donner une petite pommade pour nettoyer tout ça."

Devant l'éruption vésiculeuse typique d'un zona, je ne me contentai pas de lui prescrire un traitement. Après un interrogatoire digne de la C.I.A. et du K.G.B. réunis, je lui proposai, avec moult précautions, de faire une sérologie du V.I.H. En effet, aucune de ses réponses n'avait laissé entrevoir la possibilité d'une contamination et il me regardait depuis dix minutes avec les yeux d'Eliott découvrant E.T., pas vraiment inquiet pour lui mais plutôt pour la santé mentale de son médecin.

Trois semaines plus tard, il revenait me consulter car si les lésions cutanées avaient pratiquement disparu, les douleurs persistaient. J'en profitai pour lui réclamer les résultats biologiques. Il n'avait pas encore fait la prise de sang. "Mais ne vous faites pas de souci, Docteur, un matin où j'ai rien à faire, je m'arrête au labo..."

Je n'ai plus revu Monsieur B. et j'ai maudit les attitudes systématiques qui nous font évoquer le problème du S.I.D.A. et qui vident les salles d'attente devant les tabous qu'il soulève. En effet, toute la famille avait fui le cabinet.

La réponse, je l'eus six mois plus tard, au détour d'un couloir de l'hôpital, quand un collègue me désigna à l'un de ses patients.

– Monsieur B., je vous présente le médecin attaché de recherche qui s'occupe des essais thérapeutiques dans le service. Il va vous expliquer le protocole dans lequel vous allez entrer.

– Mais, Docteur, vous travaillez ici ?... Vous savez, il y a trois ans que je viens à la consultation de l'hôpital. Je ne vous ai rien dit parce que ... au cabinet, vous ne me soignez que pour les petites choses pas graves. Pour le virus, je viens ici. Et puis comme vous connaissez mes parents, les voisins, j'avais peur que vous en parliez."

Même si le généraliste n'est pas à l'origine du test de dépistage, il est nécessaire que le patient l'informe de sa séropositivité, d'une part parce que les diagnostics évoqués ne sont pas toujours identiques chez des patients séronégatifs et chez ceux qui sont infectés par le V.I.H., d'autre part, parce que le médecin traitant peut résoudre la majeure partie des problèmes à l'origine des demandes de "consultations urgentes" à l'hôpital.

Gain de temps pour le patient qui piétine dans la salle d'attente bondée, gain de temps pour l'équipe hospitalière qui décide directement avec le médecin de l'opportunité d'une consultation, voire d'une hospitalisation.

De plus, le généraliste est l'interlocuteur idéal, le partenaire incontournable, pour assumer le soutien psychologique après l'annonce de la séropositivité car il est plus proche du patient et de son entourage que le médecin hospitalier, blouse blanche entrevue tous les six mois, le temps d'une consultation.

La prévention, l'annonce du résultat du test au partenaire, les règles d'hygiène dans la vie quotidienne sont autant de questions qu'il est plus confortable d'aborder dans l'intimité du cabinet d'un médecin que l'on connaît depuis longtemps.

L'hospitalisation à domicile (H.A.D.)

L'H.A.D. s'impose aujourd'hui comme le mode de prise en charge préférentiel des malades sidéens. Il s'agit d'un véritable service hospitalier au foyer du malade assurant les soins 24 heures sur 24.

A l'H.A.D. des hôpitaux de Paris, 150 sidéens sont traités quotidiennement, ce qui situe ce service comme le premier établissement de France pour la prise en charge du S.I.D.A.

Le prix de journée moyen se situe autour de 600 F, à comparer aux 2 900 F en moyenne d'un service d'hospitalisation aiguë. C'est donc une solution positive pour le malade qui est maintenu dans son environnement familial, et économiquement satisfaisante.

La principale restriction pour l'admission en H.A.D. concerne l'entourage du patient. En effet, ce service ne prend pas en charge les sujets isolés car il ne peut assumer une présence continue au chevet du malade comme dans un service hospitalier. Dans le cas des malades sidéens, l'environnement familial est souvent défaillant, parfois inconsciemment culpabilisant.

Les soins à domicile

Cette structure diffère de l'H.A.D. car elle s'apparente plus à un abonnement aux soins infirmiers et ne prend pas en charge de malades lourds.

Les aérosols de Pentacarinat® en prophylaxie de la pneumocystose peuvent être faits à domicile, de préférence sous la surveillance d'une infirmière ou d'un kinésithérapeute. Le médicament et le nébuliseur sont remboursés par la Sécurité sociale, en revanche seule la location du compresseur est prise en charge, pas son acquisition (prix d'achat de 1 200 à 2 500 F).

Depuis février 1991, un service d'aérosolthérapie à domicile a été mis en place dans la région parisienne par ARCAT-S.I.D.A.

en association avec le Centre d'Assistance Respiratoire d'Ile-de-France (C.A.R.D.I.F.). Le coût de chaque séance s'élève à 408 F et est remboursé par la Sécurité sociale. La demande doit être faite par le médecin traitant et c'est l'association qui apporte médicament et matériel au domicile du malade.

Depuis mars 1990, l'association Vaincre Le S.I.D.A. (V.L.S.) a créé une structure particulièrement adaptée aux malades du S.I.D.A. Les services traditionnels de soins à domicile ont en général une clientèle de personnes âgées et sont mal adaptés aux besoins des sidéens qui requièrent un suivi psychologique et social important. La structure spécifique de V.L.S. à domicile répond à cette demande puisqu'elle emploie un personnel motivé par la lutte contre le S.I.D.A. Les intervenants sont prêts à répondre même à une dégradation rapide de l'état clinique qui s'accompagne souvent d'une diminution de l'autonomie. Au fur et à mesure de l'évolution de la maladie, il s'ajoute parfois une perte d'indépendance socio-économique et un isolement par rapport au milieu familial.

Cette structure a pu être mise en place grâce à un cofinancement Etat - Sécurité sociale - Ville de Paris. Son coût est beaucoup plus élevé que les services de soins à domicile classiques, mais elle représente une alternative à l'hospitalisation et donc une économie pour les dépenses globales du S.I.D.A.

Quatre associations régionales d'AIDES proposent également un service de soins à domicile. Il s'agit d'AIDES-Paris, Côte d'Azur, Alsace, Provence.

La prise en charge du patient séropositif

La prise en charge d'un sujet séropositif doit débuter dès la révélation de la séropositivité et doit concerner plusieurs domaines.

La prise en charge médicale

La possibilité d'instituer un traitement médical précoce chez les personnes séropositives devrait renforcer les motivations individuelles à se faire dépister.

A la demande du ministère de la Santé, un groupe d'experts, présidé par le Professeur Dormont, a été constitué pour étudier les règles du suivi des patients séropositifs. Les recommandations ministérielles concernant le traitement précoce de l'infection par le V.I.H. ont été énoncées en juin 90 dans le "rapport Dormont".

Le tableau X récapitule, suivant un schéma simple, les examens biologiques de surveillance des patients séropositifs.

TABLEAU X

EXAMENS COMPLÉMENTAIRES

Bilan initial chez un patient séropositif asymptomatique

Vitesse de sédimentation
Numération formule sanguine avec numération des plaquettes
Antigénémie p24
Contrôle de la sérologie V.I.H. (E.L.I.S.A. et/ou Western Blot)

éventuellement complété par :

Bêta-2 microglobuline
Anticorps anti-p24
Transaminases, gamma GT, phosphatases alcalines
Sérologie de l'hépatite B
Sérologie de l'hépatite C
Sérologie de la syphilis
Intradermoréaction tuberculinique à 10 unités ou Multitest Mérieux®
Radiographie du thorax

Bilan semestriel ou trimestriel chez les sujets dont les lymphocytes CD4 sont < 350/mm³

Vitesse de sédimentation
Numération formule sanguine avec numération plaquettaire
Numération des lymphocytes CD4 et CD8
Antigénémie p24

Bilan mensuel chez un patient sous Rétrovir®

Vitesse de sédimentation
Numération formule sanguine avec numération des plaquettes

TRAITEMENT PRÉCOCE DE L'INFECTION PAR LE V.I.H. (RAPPORT DORMONT)

Le traitement précoce de l'infection par le V.I.H. qui concerne des sujets séropositifs ne présentant aucun signe de S.I.D.A. fait appel à une thérapeutique antivirale et à la prophylaxie primaire des infections opportunistes.

Traitement antiviral précoce par le Rétrovir®

Le Rétrovir® est recommandé lorsque :

– les lymphocytes CD4 sont inférieurs à 200/mm³ en valeur absolue ou inférieurs à 15 % des lymphocytes totaux

– lorsque le nombre de plaquettes sanguines est inférieur à 30 000/mm³.

Le Rétrovir® est discuté lorsque le taux de lymphocytes CD4 se situe entre 200 et 500/mm³ car le bénéfice en termes de survie et de confort étant encore incertain, la décision d'utiliser le Rétrovir® doit tenir compte :

– de certains signes cliniques comme l'apparition d'une candidose buccale

– d'une décroissance rapide du nombre de lymphocytes CD4/mm³

– d'un taux de bêta-2 microglobuline supérieur à 3 mg/l

– de l'apparition ou de la réapparition d'une antigénémie p24

– d'une charge virale élevée.

Le Rétrovir® est réfuté devant :

– une polyadénopathie

– une splénomégalie modérée

– un zona

– une leucoplasie chevelue de la langue

– un sarcome de Kaposi.

La dose de Rétrovir® préconisée se situe entre 500 mg et 1g/j en 3 à 4 prises diurnes, la prise nocturne étant abandonnée.

La prescription simultanée d'acide folinique ou de vitamine B12 n'est pas recommandée.

Surveillance :

La surveillance hématologique des patients traités par Rétrovir® doit être rigoureuse. Il convient de :

– réduire les doses de moitié si le chiffre d'hémoglobine est inférieur à 100 g/l ou si le chiffre de globules blancs est inférieur à 2 000/mm³ ou si le nombre de polynucléaires neutrophiles est inférieur à 1 100/mm³ ;

– interrompre le traitement si le chiffre d'hémoglobine est inférieur à 75 g/l, ou celui des leucocytes inférieur à 1 500/mm³ ou celui des polynucléaires inférieur à 750/mm³.

La thérapeutique peut être reprise lorsque ces données remontent au-dessus des valeurs précédentes.

Prophylaxie primaire des infections opportunistes

Prophylaxie primaire de la pneumocystose

La prophylaxie primaire de la pneumocystose pulmonaire est un des bénéfices les plus importants que retirent les sujets asymptomatiques d'une prise en charge précoce.

En 1991, la prophylaxie primaire de la pneumonie à *Pneumocystis carinii*, est une des préoccupations principales pour les patients infectés par le V.I.H.

Une telle prophylaxie est justifiée chez les patients dont le nombre de lymphocytes CD4 est inférieur à 200/mm³ en valeur absolue ou inférieur à 15 % des lymphocytes totaux.

Deux méthodes sont alors recommandées :

– le cotrimoxazole (Bactrim®, Eusaprim®, Bactékod®, Cotrimoxazole Dakota Pharm®) en comprimés. L'intérêt de lui associer systématiquement de l'acide folinique pour diminuer les éventuels effets secondaires hématologiques n'est pas établi.

– les aérosols d'iséthionate de pentamidine (Pentacarinat®) à la dose de 300 mg /mois de préférence par l'intermédiaire d'un nébuliseur Respirgard II®

Autres prophylaxies primaires

La prophylaxie primaire de la toxoplasmose et de la tuberculose font actuellement l'objet d'essais thérapeutiques. Le traitement prophylactique est d'indication discutable pour l'herpès. Il ne peut être réalisé pour l'infection à *Cytomegalovirus* et n'est apparemment pas justifié pour les candidoses.

La prise en charge psychologique

Si le soutien psychologique est au premier plan de toutes les déclarations concernant les séropositifs, ce ne sont malheureusement souvent que des considérations abstraites.

En pratique, et dans l'idéal, toute consultation et tout service hospitalier prenant en charge des sidéens et des séropositifs doit comprendre dans son équipe un ou des psychologue(s), pouvant consacrer un temps d'écoute que les médecins sont obligés d'investir dans le diagnostic et le traitement des plaintes somatiques. Ces psychologues doivent être en mesure de répondre aux questions pièges concernant la maladie elle-même, l'efficacité et les effets secondaires des traitements, les espoirs de la recherche. Jamais une pathologie n'a autant instruit ceux qui sont directement concernés et le malade ne peut accepter de communiquer que dans la mesure où l'interlocuteur, aussi grand psychologue soit-il, a une connaissance de l'infection à V.I.H. au moins égale à la sienne.

La présence d'un psychologue, si elle facilite la gestion globale de la maladie, ne doit pas empêcher le médecin de demeurer l'interlocuteur privilégié, chaque fois que le patient s'adresse directement à lui, pour formuler son inquiétude, son angoisse, sa dépression. Il est évident qu'en dehors des équipes hospitalières, les médecins traitants se doivent d'assumer le soutien psychologique.

Sur le modèle américain, les Français ont créé des associations d'aide aux malades qui permettent un dialogue en dehors des structures médicales conventionnelles. Aucun sujet n'est considéré comme tabou, aucune démarche n'est culpabilisée. Ces associations assurent remarquablement un rôle de double prise en charge psychologique des séropositifs et de leur entourage.

Parler du S.I.D.A. implique de savoir parler sans détour d'homosexualité, de toxicomanie, de vie privée, de justice et de sentiment d'injustice, de la mort.

Les Américains ont fait resurgir le concept de "counseling" qui regoupe aide, conseil, et assistance psycho-sociale. Le "Shanti-Project", mouvement américain de soutien et d'accompagnement aux personnes concernées par le S.I.D.A., s'est étendu à l'ensemble des pays occidentaux. Ce mouvement fonctionne avec des volontaires qui apportent une aide sur le plan humain : aussi bien par leur présence au chevet des malades que par une participation aux tâches domestiques ou simplement en les accompagnant dans leurs déplacements. C'est essentiellement un service de soutien psycho-social qui permet d'obtenir le contact et la communication dont le patient est souvent privé, en excluant toute idée de jugement.

Assumer une prise en charge psychologique liée au phénomène du S.I.D.A. implique également de rassurer les inquiets, les phobiques. Paradoxe extrême, il existe à Hollywood un groupe de soutien aux personnes séronégatives qui se sentent isolées au milieu d'un entourage relationnel essentiellement constitué de porteurs du virus, et dont ils ont le sentiment d'être exclus.

La prise en charge sociale

La prise en charge médicale, même pour une simple surveillance clinique et biologique, coûte cher. L'infection à V.I.H. touche parfois des sujets en situation marginale (dans les Alpes-Maritimes, 50 % des sidéens ont été contaminés par toxicomanie) ; c'est une raison supplémentaire pour que l'accompagnement social fasse partie des soins.

Il est indispensable que le sujet séropositif puisse obtenir une couverture sociale :

– soit par une cotisation obligatoire liée à l'activité professionnelle,

– soit par une cotisation volontaire au régime général de Sécurité sociale.

L'ouverture des droits sociaux permet la prise en charge partielle ou totale des frais médicaux.

Les personnes ne bénéficiant pas ou plus de couverture sociale peuvent, quand ils nécessitent des soins, faire appel à l'Aide sociale. L'Aide sociale est un droit. Le demandeur doit être en situation administrative régulière (carte de séjour pour les étrangers). On tient compte des conditions de ressources et de l'état de santé du sujet. Le certificat médical est obligatoire mais adressé au médecin du bureau d'Aide sociale pour le respect de la confidentialité. Le demandeur obtient une Aide Médicale Gratuite (A.M.G.) totale ou partielle. L'A.M.G. est attribuée par le Conseil Général. L'A.M.G. partielle (20 %) est utile pour des patients séropositifs qui ont une couverture sociale, mais qui ne peuvent pas bénéficier d'une prise en charge à 100 % auprès de leur caisse de Sécurité sociale car leur état de santé ne le justifie pas. Le ticket modérateur est alors pris en charge par l'A.M.G. partielle.

Le Revenu Minimum d'Insertion est un autre moyen d'obtenir une affiliation à la Sécurité sociale. Toute personne n'ayant pas ou peu de ressources peut bénéficier du R.M.I. Cette allocation donne droit à l'assurance personnelle maladie et maternité, ainsi qu'à l'allocation logement.

Des Centres de Santé gratuits ont été créés dans les grandes villes mais leur finalité est essentiellement le dépistage puis la réinsertion vers un suivi médical classique.

Certaines D.D.A.S.S. (Direction Départementale d'Action Sanitaire et Sociale), en association avec AIDES, ont organisé des services d'aides ménagères à domicile.

Les personnes séropositives ou sidéennes en situation sociale précaire peuvent bénéficier de structures d'hébergement particulières. Les associations APARTS et AIDES ont mis en place des Appartements de Relais Thérapeutique et Social qui accueillent tous les malades du S.I.D.A. sans aucune discrimination. Il existe également les Centres d'Hébergement et de Réadaptation Sociale, gérés par l'Etat qui acceptent des malades sidéens. Malheureusement, le nombre de places disponibles est encore très limité.

Les toxicomanes bénéficient depuis longtemps de centres d'accueil similaires qui ont été adaptés à la spécificité des malades du S.I.D.A. Le centre Pierre Nicole dispose d'une structure mère-enfant, les centres Didro, Charonne et le Trait d'Union hébergent des toxicomanes séropositifs ou sidéens dans des foyers ou des studios.

Le médecin qui prend en charge un sujet séropositif doit l'aider dans les relations sociales qui sont modifiées par la séropositivité. En particulier, il doit être le lien entre le patient et le médecin du travail, le médecin de l'école ou de la crèche, comme il le ferait pour une autre pathologie. Le S.I.D.A. entraîne des prises de position irrationnelles ou raisonnées. 9 % des Français sont encore en faveur d'un isolement des séropositifs ; 4 % trouvent leur licenciement légitime ; 5,8 % interdiraient l'accès de l'école à un enfant séropositif.

Les défenseurs d'une gestion répressive de la maladie sont nombreux et la protection de l'individu contre toute forme de discrimination est également le rôle de l'équipe qui suit le sujet séropositif. Des liaisons permanentes sont nécessaires entre médecin, psychologue et assistante sociale pour faciliter une prise en charge globale des séropositifs.

3

LE REGARD DES AUTRES

CHAPITRE 8

Le séropositif et le monde qui l'entoure

En prenant conscience de sa situation médicale, le séropositif n'a pas encore réalisé le risque de décalage social qu'elle est susceptible d'impliquer.

Parce qu'il est incompris, exclu, culpabilisé, sa désadaptation au nouveau monde qui l'entoure peut prendre des modalités totalement opposées : du repli sur soi avec arrêt définitif des relations sexuelles, qui fait de la séropositivité une véritable castration, au sentiment de posséder une arme nouvelle et vengeresse, meurtrière pour les autres et n'entraînant pas de remords puisqu'il a été lui-même victime d'un autre (ou des autres). Ne pas annoncer sa séropositivité, c'est posséder l'autre au sens diabolique du terme.

Proposer le plaisir sexuel sans protection quand on est séropositif renvoie quelque peu à une certaine pomme, à un certain serpent, dans un certain jardin. "Bienvenue dans le monde du S.I.D.A." se fait l'écho de la condamnation divine qui a chassé Adam et Eve de leur vie paradisiaque et les a privés de l'immortalité.

Les fausses idées — l'autre ment, dis ?

Il n'y a aucune relation directe entre le niveau de connaissance que possède un individu concernant une maladie et les conséquences qu'il en tire pour son comportement.

Une bonne appréciation des *vrais risques* n'élimine pas l'adhésion à de *fausses croyances*.

C'est ainsi que pour 97,7 % des Parisiens les relations sexuelles représentent un mode de transmission du S.I.D.A. Mais 28 % pensent qu'on peut également l'attraper en fréquentant des toilettes publiques.

Le V.I.H. ne se transmet pas dans les gestes et les actes de la vie quotidienne :
– serrer la main (gauche ou droite),
– embrasser (même à plusieurs reprises jusqu'à ce que la bise fût venue),
– boire dans un verre (même à pied),
– fréquenter des toilettes publiques,
– les repas au restaurant,
– se baigner en piscine, à la plage (même où l'on n'a pas pied),
– les éternuements, les postillons (cocher, arrêtez de cocher),
– aller chez le coiffeur (sauf si c'est pour y faire salon),
– être piqué par un moustique (mâle ou femelle),
– lire et relire *La séropositivité au quotidien* (éventuellement, ça peut en protéger)
ne donnent pas le S.I.D.A.

Le V.I.H. ne se *transmet que de trois façons :*
– par rapport sexuel,
– par contact sanguin,
– d'une mère à son enfant, pendant la grossesse.

La pilule contraceptive, les spermicides, le coït interrompu, les ablutions immédiatement après l'acte sexuel n'empêchent en aucun cas la transmission du V.I.H.

Bien-aimés et bien-pensants — prochain ne ment — l'émotion des non-dits

La révélation de la séropositivité d'un individu a pour corollaire immédiat de lui préciser qu'il a le devoir d'informer *lui-*

même, et lui seul, son ou ses partenaires, en d'autres mots, qu'il prenne rendez-vous avec le reste de sa vie, ce qui implique de passer outre l'émotion des non-dits, à savoir révéler sa vie antérieure ou parallèle.

Malheureusement parfois, le bien-aimé ne l'est pas, ou trop, ou trop mal, pour donner le courage d'annoncer que la vie vient de changer. Ce mensonge par omission met en jeu la vie du prochain. Il protège de la réaction des bien-pensants.

Alors qu'initialement l'espoir sincère est que le résultat du partenaire soit négatif, l'attente contribue à se demander s'il n'est pas préférable que l'autre soit dans la même galère, ce qui permettrait les mêmes escales.

Séropositivité et confidentialité : excuse-moi, partenaire

L'assistant social du Professeur Nathan Clumeck, chef du service des maladies infectieuses de l'hôpital Saint-Pierre de Bruxelles, convoque une habitante de la capitale belge. Il lui annonce qu'elle a eu des relations sexuelles avec une personne séropositive dont il ne divulgue pas l'identité et qu'il est donc nécessaire qu'elle réalise un test de dépistage. Ce dialogue s'inscrit dans la logique d'une démarche intitulée *partner notification,* qui consiste, lors de l'interrogatoire d'un patient séropositif, à recenser avec son accord tous ses partenaires sexuels. La raison de cette technique de réseau spécifique à la Belgique est due au fait que 30 % des sidéens et des séropositifs belges ont été contaminés par relations hétérosexuelles, tribut d'un passé colonial, la plupart des personnes ayant été contaminées en Afrique Centrale ou par des partenaires venant de cette région.

Ce type de réseau et de raisonnement n'existe pas en France. Un malade a le droit de refuser d'informer son conjoint. Le médecin, lié par le secret professionnel, ne peut y déroger. Se conformer à cette règle peut entraîner la mise au ban du médecin lorsqu'une communauté villageoise apprend que Monsieur X est décédé du S.I.D.A. et que sa femme ne l'a jamais su.

En France, la déontologie considère le secret professionnel comme un principe de base de l'exercice de la médecine, qui ne doit souffrir aucune exception. Dans d'autres pays, l'avènement du S.I.D.A. remet en cause cette règle qui structure depuis toujours les relations médecin-malade : aux U.S.A., l'Association Médicale Américaine a déjà demandé la levée du secret professionnel en faveur du conjoint du séropositif et a fortiori du sidéen ; au Québec, une commission d'étude du gouvernement s'interroge sur cette possibilité.

L'épidémie du S.I.D.A. semble jouer un rôle primordial dans l'évolution des règles déontologiques de notre profession. Dans une enquête récente en France, 48 % des généralistes pensent qu'ils devraient être déliés du secret vis-à-vis du conjoint. Le dilemme consiste à choisir entre protéger le public ou le privé, le patient ou l'Homme. En revanche, l'éventualité de communiquer la sérologie V.I.H. à un employeur ou à un assureur a été rejetée sans appel par les médecins. Il est important de préciser que la *déclaration* des cas de S.I.D.A., permettant les données statistiques, est *obligatoire* mais *anonyme* et que les cas de séropositivité ne sont pas recensés.

Les médecins doivent prendre soin de l'éthique, que beaucoup d'éléments et d'événements sont susceptibles de mettre à mal. Le fait qu'un test ne soit pas anonyme ne signifie pas que son résultat ne soit pas confidentiel.

Mais certaines circonstances demeureront "à risque qu'on sache" : se retrouver dans la file d'attente à la pharmacie de l'hôpital pour l'obtention du Rétrovir®, avoir des pastilles rouges collées sur ses prélèvements sanguins et une feuille de température où apparaît pour des raisons pratiques et de sécurité la liste des médicaments, prendre en public des gélules de Rétrovir® aisément reconnaissables...

Travail-famille-patrie

Séropositivité et droit au travail

L'EMPLOYEUR

Le Code du Travail a depuis longtemps prévu qu'aucun salarié ne pouvait être sanctionné ou licencié en raison de son origine, de son sexe, de sa situation familiale, de son appartenance à une ethnie, une nation, une race, de ses opinions politiques, de ses activités syndicales ou de ses convictions religieuses (Art. L122-45 du 25/07/85). La Loi du 12 juillet 1990 a (enfin !) ajouté l'état de santé, les mœurs, le handicap du salarié. Hormis une inaptitude dûment constatée par le médecin du travail, le S.I.D.A. et l'homosexualité ne peuvent plus être invoqués lors d'un licenciement, de même qu'une maladie jugée de trop longue durée.

LE MÉDECIN DU TRAVAIL

Comme dans toute situation pathologique, le malade sidéen peut nécessiter un reclassement professionnel en fonction de son état de santé. De même, s'il ne peut plus occuper d'emploi de par son handicap, il devra s'adresser à la Commission Technique d'Orientation et de Reclassement Professionnel (COTOREP) qui est un organisme départemental sous la responsabilité de la D.D.A.S.S. et du ministère du Travail.

Deux missions lui sont attribuées :

– d'une part la reconnaissance du travailleur handicapé et son reclassement professionnel

– d'autre part l'attribution d'allocations aux personnes handicapées.

Le regard des proches

Le regard des autres, celui qu'il faut transformer, c'est celui que posent sur le séropositif ceux qui sont ou se croient séronégatifs.

Ce regard des proches est souvent un regard de reproche, une condamnation masquée ou ostentatoire du mode de vie, obligatoirement considéré comme de débauche, par les censeurs hermétiques aux messages de tolérance.

"L'œil du sourd est normal" P. Desproges.

L'acceptation du séropositif dans la vie quotidienne dépend de l'amour et de la peur qu'ont les autres. Amour matérialisé par une tolérance totale, telle celle de Lucie qui accueillera chez elle son ex-mari sidéen et son amie qui l'a contaminé alors que lui avait continué à avoir des relations non protégées avec sa femme sans l'informer de sa séropositivité ni de l'existence de sa maîtresse. Peur de la contamination plus grande que l'amour, tel Robert qui profitait du sommeil de son fils pour lui embrasser le front à travers une feuille de cellophane.

Ce regard de reproche, reproche d'être différent, de demander de l'aide, d'être héroïnomane ou homosexuel ne se pose jamais sur un séropositif au sein des associations.

La crèche - l'école - le carnet de santé - les vaccinations

Il n'y a pas d'incompatibilité à militer pour que disparaissent les cas de S.I.D.A. pédiatriques, en incitant les femmes séropositives à bénéficier d'une interruption thérapeutique de grossesse et à plaider l'assimilation des enfants séropositifs à une enfance "normale", une fois qu'ils sont nés. Cette attitude relève d'un sentiment de tolérance et de soutien aux séropositifs, associé à une lutte active contre la maladie.

L'enfant séropositif, comme les autres enfants, est amené à vivre en collectivité. La séropositivité ne doit pas être un obstacle à l'intégration en crèche ou dans le système scolaire.

L'infection à V.I.H. n'est pas contagieuse ni transmissible lors des rapports sociaux de la vie quotidienne. La contamination d'un enfant à un autre enfant, voire au personnel éducatif, est impossible. Par expérience, il est préférable, voire nécessaire, de ne pas informer le personnel de la crèche ou de l'école de la séropositivité d'un enfant asymptomatique. Cette annonce se solde parfois par un refus d'inscrire l'enfant, souvent par une attitude de rejet ou par des mesures d'isolement abusives dues à un manque d'information du personnel. En revanche, le médecin de la crèche ou le médecin scolaire, lié par le secret professionnel, peut être tenu informé par le pédiatre qui suit l'enfant.

Les risques de contact avec le sang d'un enfant infecté, lors de blessures par exemple, relèvent de règles d'hygiène qui doivent être appliquées systématiquement à tous les enfants (port de gants pour tout pansage de plaie, désinfection à l'eau de Javel des objets, jouets ou locaux souillés). L'accès des enfants séropositifs à une vie collective normale nécessite un renforcement de l'information des personnels concernés ainsi qu'une application stricte des mesures d'hygiène universelles.

Le carnet de santé, c'est la carte d'identité, l'empreinte digitale du nourrisson. Tous les événements depuis sa naissance y sont inscrits, du déménagement de la famille à la naissance du petit frère, en passant par la première dent et les bouchons de cérumen. De même que précédemment, il est préférable que parents et médecins ne mentionnent pas l'infection à V.I.H. En effet, si le premier objectif du carnet de santé était d'établir une sorte de carte à puce gardant en mémoire les événements médicaux concernant l'enfant, à l'usage des différents médecins appelés à l'examiner, il est devenu une sorte de passeport, permettant l'identification, et est réclamé à tout bout de champ par un *personnel souvent non médical* et donc non soumis au secret professionnel. L'impossibilité d'expliquer devant un guichet administratif le refus de présenter ce carnet incite à préférer l'omission volontaire de la *séropositivité*.

Les vaccinations

Il existe actuellement un consensus concernant le calendrier vaccinal du nourrisson séropositif.

Tous les enfants séropositifs asymptomatiques doivent être vaccinés le plus tôt possible par Tétracoq®, R.O.R.® (Rougeole-Oreillons-Rubéole), BCG. Il convient d'y ajouter le vaccin contre l'hépatite B. Plus l'enfant est vacciné tôt, plus on a de chances d'avoir une réponse immunitaire satisfaisante.

Chez les enfants symptomatiques, le BCG et le R.O.R.®, qui sont des vaccins vivants, doivent être discutés. Il faut évaluer le risque infectieux par rapport à l'état des défenses immunitaires de l'enfant. Les autres vaccins doivent être pratiqués dans les délais normaux.

La vaccination précoce par le BCG présente en outre un avantage ; elle évite les certificats itératifs de "contre-indication temporaire à la vaccination" qui ne manquent pas de susciter des interrogations et délient les langues (les mauvaises, bien sûr).

Séropositivité et assurances sociales

Si le S.I.D.A., en tant que déficit immunitaire acquis grave, fait partie depuis longtemps des affections justifiant l'exonération du ticket modérateur ("maladies à 100 %"), la séropositivité n'étant pas en soi un état de maladie, elle n'entre bien évidemment pas dans cette catégorie.

Toutefois, le Comité Médical de la Sécurité sociale a étendu l'exonération du ticket modérateur à certains séropositifs. Ces dispositions concernent :

– les personnes qui ont une sérologie V.I.H. positive, traitée par la zidovudine (AZT)

– les personnes qui ont une sérologie V.I.H. positive et un taux de lymphocytes CD4 inférieur à $350/mm^3$, vérifié par deux examens successifs (état d'immunodépression)

– les femmes enceintes qui ont une sérologie V.I.H. positive, pendant les deux ans suivant l'accouchement, et les enfants nés de mère séropositive, pendant les deux ans suivant la naissance.

La demande d'exonération du ticket modérateur est faite par le médecin soit parce que les contrôles se font plus fréquents et occasionnent des dépenses importantes pour le patient, soit parce que l'état du patient nécessite une thérapeutique spécifique souvent très onéreuse. La demande de prise en charge à

100 % se fait par l'intermédiaire d'un imprimé envoyé directement au médecin-conseil de la Sécurité sociale.

Le médecin traitant peut également faire la demande d'exonération auprès de la Sécurité sociale.

Les assurés sociaux bénéficient tous de cette prise en charge quand ils remplissent les conditions énumérées au paragraphe précédent.

La prise en charge à 100 % permet au patient de ne plus faire l'avance des soins, consultations, examens de laboratoire..., et d'obtenir la gratuité des médicaments prescrits pour cette maladie. En revanche, il continuera à faire l'avance des honoraires pour son médecin de ville, honoraires qui lui seront remboursés à 100 %.

Séropositivité et allocations

Les séropositifs et les sidéens, en situation sociale précaire, peuvent bénéficier d'un certain nombre d'allocations attribuées en fonction des ressources de l'intéressé, de son incapacité à travailler.

L'Aide sociale

Les personnes qui ne sont pas prises en charge par les organismes de Sécurité sociale peuvent bénéficier de l'Aide sociale.

La pension d'Aide sociale est attribuée sur dossier en fonction des ressources économiques. Le dossier est à retirer au Bureau d'Aide sociale de la mairie qui le transmet à la D.D.A.S.S. : la commission départementale d'admission décide de l'attribution d'une pension qui sera versée mensuellement par le département.

L'allocation pour adultes handicapés

Elle est attribuée aux personnes de plus de vingt ans dont le taux d'invalidité évalué par la COTOREP est d'au moins 80 %, ou qui ne peuvent assurer un emploi de par leur handicap, en fonction des ressources économiques.

Elle est accordée sur dossier par la COTOREP, versée par la Caisse d'Allocations Familiales et ouvre droit à la Sécurité sociale et à l'Allocation Logement. Le dossier peut être retiré au Bureau d'Aide Sociale, à la Caisse d'Allocations Familiales (C.A.F.) ou à la COTOREP.

L'allocation compensatrice

Elle est attribuée aux personnes de plus de seize ans, dont le taux d'incapacité permanente est au moins égal à 80 %, lorsque la présence d'une tierce personne est nécessaire pour les actes de la vie quotidienne.

Le dossier doit être retiré et déposé à la mairie ; il est transmis à la COTOREP pour décision. L'allocation est versée mensuellement par la Direction de l'Action Sanitaire de l'Enfance et de la Santé.

La pension d'invalidité

Elle concerne les assurés sociaux qui n'ont plus droit aux indemnités journalières (arrêt maladie supérieur à trois ans). La mise en invalidité est proposée par la Caisse d'Assurance Maladie qui décide de l'inaptitude au travail sur dossier médical.

La pension d'invalidité est versée mensuellement par la Caisse Primaire d'Assurance Maladie et vient se substituer aux indemnités journalières.

Le Revenu Minimum d'Insertion (R.M.I.)

C'est une allocation qui s'adresse à toute personne n'ayant pas ou très peu de ressources, âgée de moins de vingt-cinq ans. Elle donne droit à la Sécurité sociale et à l'Allocation Logement. Elle est versée mensuellement par la C.A.F. Le dossier doit être retiré au Bureau d'Aide sociale ou à la C.A.F.

Un délai de un à deux mois est nécessaire à partir du dépôt du dossier.

L'armée

Si certains ont évoqué le devoir de réserve des militaires pour passer sous silence l'infection à V.I.H. dans l'armée française, la "grande muette" s'est lancée dans la lutte contre le S.I.D.A. en 1989 par une campagne d'affichage, non dénuée d'humour, destinée à promouvoir l'usage des préservatifs. *Un vol sans histoire* et *Le préservatif, pour ne pas tomber de haut* sont les légendes des affiches qui s'adressent à l'armée de l'air.

Outre la prévention, d'autres mesures ont été appliquées dans l'armée. Le dépistage est obligatoire pour tout militaire se rendant ou revenant de zone d'endémie. Les militaires de carrière découverts infectés par le V.I.H. sont maintenus dans leur corps d'armée. En revanche, la séropositivité est une cause de réforme pour les appelés du contingent.

Le soutien psychologique

Les médecins somaticiens avaient pour habitude de prendre en charge des maladies et même de les guérir, ceci tout particulièrement en infectiologie. Ils se sont retrouvés démunis en face des malades du S.I.D.A. Le séropositif est un individu apparemment sain, mais en sursis potentiel de S.I.D.A., c'est-à-dire en état de survie par rapport à une menace quotidienne, à la fois connue et prévisible et pourtant mystérieuse. Si l'on sait bien maintenant pourquoi, nul ne sait encore qui, quand, et comment certains séropositifs passeront à l'état de malades.

Ni la naissance, ni la mort ne sont un acte individuel et ces deux étapes les plus importantes de la vie se déroulent dans notre société, la plupart du temps en milieu hospitalier. Le séropositif va être obligé de parsemer sa vie de pauses à l'hôpital. Chaque nouvelle consultation, chaque nouvelle analyse biologique qui se solde par la phrase tant attendue "Tout va bien, je vous revois dans six mois", est comme le renouvellement de carte de séjour dans le monde des bien-portants. Même si le sujet a accepté sa séropositivité, chaque nouvelle échéance de confrontation avec le milieu médical est une remise en cause, une nouvelle prise de conscience qui doit s'accompagner d'un soutien psychologique. Si l'on peut effacer de sa mémoire que l'on a eu un cancer quinze ans auparavant, on n'oublie jamais que l'on est séropositif car c'est une menace permanente dirigée contre son propre avenir. L'enfant ne croit pas à la mort, l'adulte l'oublie, le séropositif y pense constamment, le sidéen l'exorcise.

Les séropositifs et les sidéens sont à la fois avides d'information et sourds à l'énonciation de certaines réalités. Le malade ne souhaite pas toujours être confronté avec la vérité mais être conforté dans sa vérité, celle qu'il s'est forgée en symbiose avec sa maladie.

Les séropositifs potentiels savent que *la marque est dans le sang*, c'est-à-dire d'accès diagnostique immédiat, donc facilement recherchée, voire à leur insu. Si pour savoir qui est contaminé, il fallait passer par une démarche exploratoire complexe comme une biopsie d'organes, à l'image de ce qui se passe dans le cancer, la décision commune médecin-malade serait indispensable. Si ce stigmate est péjoratif, il est également identitaire : il conduit certains porteurs du virus à ne fréquenter en permanence que d'autres "séropos". Avec le temps, la marque de "l'infamie" peut quitter le profond des vaisseaux pour être visible sur la peau. Le sarcome de Kaposi, qui n'a pas la décence de respecter le visage, donne au monde des "normaux" le diagnostic de S.I.D.A. Marquage du destin qui comme le tatouage des camps de concentration, s'abat sur une communauté déterminée.

Certains patients se considèrent comme des victimes plus innocentes que les autres et même comme leurs victimes (transfusé dont le donneur séropositif était toxicomane).

Les associations

Les premières organisations bénévoles destinées à aider les malades atteints de V.I.H. ont vu le jour aux Etats-Unis. Elles émanaient essentiellement de la communauté homosexuelle : structures téléphoniques d'accueil, aide matérielle et soutien psychologique ont été leurs premières motivations. Très vite, ces associations de bénévoles ont pris en charge l'information et la prévention, certaines ont évolué et ont essentiellement des actions de contestation et de revendication vis-à-vis des autorités (traitements, lois discriminatives...).

En France, comme dans de nombreux pays européens, les associations et les organisations non gouvernementales se sont développées parallèlement à l'extension de l'épidémie. Dès 1984, elles sont le reflet d'une volonté d'action d'une partie de la société devant la carence des pouvoirs publics quant à la prise en charge extra-médicale du S.I.D.A. et le retard de la mise en place de campagnes de prévention.

L'État a depuis repris des prérogatives, en particulier en matière de prévention, mais il s'est instauré une coopération et un dialogue qui ne peuvent qu'être positifs car ils permettent aux structures déjà en place de bénéficier de subventions conséquentes.

La liste des associations que nous citons est loin d'être exhaustive.

AIDES

Association pour l'entraide et pour l'information sur le S.I.D.A., AIDES est la première association française de lutte contre le S.I.D.A. Elle propose des actions dans tous les domaines : information, prévention, recherche, aide aux malades et à leur entourage, défense de leurs droits. AIDES fonctionne grâce à une équipe de mille cinq cents volontaires médecins et non médecins. AIDES a une permanence dans vingt-sept grandes villes de France ; cette association est reconnue nationalement et internationalement comme un *partenaire clé du dispositif de lutte contre le S.I.D.A.*

AIDES, Fédération Nationale, 247 rue de Belleville,
75019 Paris,
tél : 44 52 00 00.

ASSOCIATION FRANÇAISE DES HÉMOPHILES (A.F.H.)

L'Association Française des Hémophiles existait bien avant le S.I.D.A. et apportait déjà aide, soutien et conseils pratiques aux hémophiles. L'étendue de la contamination dans ce groupe a renforcé le côté solidarité de cette association et c'est par son intermédiaire que se négocient la plupart des indemnités versées par l'État aux victimes du S.I.D.A.

C'est l'A.F.L.S. (Agence Française de Lutte contre le S.I.D.A.) qui gère le fonds public créé pour indemniser les hémophiles. Sont concernés les hémophiles atteints de S.I.D.A. avéré, ou les ayants droit des personnes décédées de S.I.D.A. avant la mise en place de ce système. L'indemnisation se fait sous forme de versement d'une somme forfaitaire calculée en tenant compte de la situation de famille et des ressources des demandeurs. Les sommes varient de 50 000 à 250 000 F.

Ce fonds public provient du budget du ministère de la Santé. A l'heure actuelle, environ mille dossiers ont été traités, deux cents dépendaient du fonds public et ont donné droit à une indemnisation.

Il s'y ajoute un fonds privé provenant des assurances des Centres de Transfusion Sanguine, s'adressant aux hémophiles séropositifs et malades ainsi qu'à leurs conjoints contaminés et aux familles des défunts. Ce fonds verse une somme de 100 000 F par dossier (225 000 F par décès). En contrepartie, les bénéficiaires signent une lettre de renonciation à toute action en justice contre les C.T.S. ou leurs assureurs. Les mille dossiers traités par le fonds privé ont été indemnisés.

A.F.H., 6 rue Alexandre-Cabanel, 75739 Paris Cedex 15,
tél : 45 67 77 67.

ASSOCIATION DES TRANSFUSÉS (A.D.T.)

Créée en 1989, cette association est présidée par le sénateur Henri Caillavet.

Elle regroupe essentiellement des séropositifs contaminés par transfusion et s'est donné pour but d'obtenir des pouvoirs publics une indemnisation similaire à celle accordée aux hémophiles. Mais elle refuse la notion d'indemnité forfaitaire et souhaite obtenir, pour les transfusés séropositifs, un statut de "victimes d'accidents thérapeutiques".

L'arrêt du 18 juin 1991 du Tribunal administratif de Marseille, concernant une affaire de contamination par transfusion sanguine, qui stipule la responsabilité de deux hôpitaux sans qu'il y ait notion de faute, pourrait faire jurisprudence et permettre à de nombreux transfusés d'obtenir réparation. Actuellement, seules les victimes d'accidents de la circulation qui ont été transfusées et contaminées ont pu obtenir une indemnisation, par les compagnies d'assurances automobiles, devant les tribunaux.

Les membres de l'association bénéficient de conseils juridiques et sociaux.

A.D.T., 11 rue Bailly, 75003 Paris Cedex 15,
tél : 40 27 84 44.

ASSOCIATION DE LUTTE CONTRE LE S.I.D.A. (A.L.S.)

Association lyonnaise pluridisciplinaire, regroupant des médecins, des chercheurs, des malades et des personnes de leur entourage, elle s'est fixé deux buts : la prévention par l'information et l'aide aux malades.

Conférences-débats, réunions d'information, brochures, cassettes vidéo sont le support de l'information.

L'aide aux malades repose sur une équipe de volontaires qui assistent les malades dans leurs tâches quotidiennes, organisent des sorties de loisirs et apportent des conseils psychologiques et sociaux.

A.L.S., BP 1208, 69209 Lyon Cedex 01, tél : 78 27 80 80.

APARTS

L'association APARTS, créée en 1987, gère des Appartements de Relais Thérapeutique et Social, destinés à des sidéens dans une situation sociale, psychologique et médicale difficile. Quels que soient leurs problèmes, tous les malades peuvent être accueillis sans discrimination, toxicomanes, homosexuels, étrangers en situation irrégulière, mères avec enfants... Ce type d'hébergement permet à plusieurs malades de partager un appartement et d'être encadrés par une équipe médico-psycho-sociale en relation avec les services hospitaliers.

APARTS, 45 rue Rébeval, 75019 Paris, tél : 42 45 24 24.

ASSOCIATION DE RECHERCHE, DE COMMUNICATION ET D'ACTION POUR LE TRAITEMENT DU S.I.D.A. (A.R.C.A.T. - S.I.D.A.)

Créée en 1985, cette association représente *un des meilleurs outils de communication au monde sur le S.I.D.A.* Regroupant professionnels de santé, malades et séropositifs, cette association édite de nombreuses brochures d'information destinées à différents publics ciblés. *Le Journal du S.I.D.A.* (Savoir Informer Débattre Analyser) est une revue mensuelle complète qui aborde tous les aspects de l'infection à V.I.H.

A.R.C.A.T. - S.I.D.A., 57 rue St-Louis-en-l'Ile, 75004 Paris, tél. : 43 54 67 15.

Séropositivité et assurances

En février 90, la Fédération Française des Sociétés d'Assurances rejetait l'avis émis par le Conseil National du S.I.D.A. La commission "Jolivet" a alors été mandatée, par les ministres de l'Economie et des Affaires Sociales, pour tenter de combler le vide juridique concernant les personnes séropositives, vide qui permettait tous les abus en matière d'assurances.

Non seulement il n'était pas rare de voir mentionner la sérologie V.I.H. dans les questionnaires de santé préalables aux contrats d'assurances, mais le sérodiagnostic figurait parfois dans les examens obligatoires subordonnant les dits contrats. De nombreuses sociétés d'assurances avaient résolu le problème le plus simplement du monde, par une clause d'exclusion du risque lié à toute infection par le V.I.H., qu'elle soit antérieure ou postérieure à la signature du contrat. Certaines compagnies avaient parsemé leurs "questionnaires de santé" de demandes afférentes à la sexualité du sujet. Tout cela dans un seul et même but, éviter de couvrir par un contrat d'assurance une population jugée "à risque".

Le rapport "Jolivet", publié le 28 février 1991, doit servir de base à l'élaboration d'un décret ministériel.

Le premier principe édicté : les séropositifs sont assurables, en particulier dans les assurances décès liées à un contrat d'emprunt. Ils entrent dans le schéma des risques dits aggravés, c'est-à-dire qu'ils s'acquitteront d'une surprime de la même façon qu'une personne hypertendue ou diabétique.

Concernant les examens et questionnaires médicaux, les mesures gouvernementales expriment deux principes clairs :

– Interdiction, dans les questionnaires médicaux, de toute référence au caractère intime de la vie privée et notamment à la sexualité.

– Interdiction absolue de tout test de dépistage du S.I.D.A. en dessous d'un capital garanti de 1 million de francs.

En outre, le rapport "Jolivet" prévoit la mise en place d'un groupe de suivi, formé des différents partenaires, qui permettra d'adapter les normes des contrats à l'épidémiologie et au progrès médical et thérapeutique. Le rapport prévoit également une voie de recours pour toutes les "personnes qui se heurteraient à des pratiques en contradiction avec les engagements pris par les assureurs" en saisissant ce groupe de suivi, soit directement, soit par l'intermédiaire d'associations.

La loi Evin du 31/12/89 avait déjà résolu le problème des personnes accusées de fausses déclarations au moment de la signature du contrat car elle énonce que "la preuve de la fraude d'un assuré est à la charge de l'assureur".

En pratique, si le problème des emprunts jusqu'à un million de francs est résolu pour la majeure partie de la population, et cela couvre la plupart des prêts de logement, la situation des sidéens n'est toujours pas enviable vis-à-vis des assurances. On parle de surprime montant les taux d'emprunts autour de 20 %. En revanche, les litiges avec les compagnies d'assurances devraient être résolus plus simplement et plus rapidement par l'intervention auprès du groupe de suivi. Peut-être pourra-t-on dans l'avenir éviter ces procès interminables qui épuisent certains malades sidéens autant que leur maladie ? Actuellement la France est le seul pays européen à avoir, d'une part, codifié l'accès à l'assurance pour les séropositifs et, d'autre part, restreint les questions concernant le V.I.H. dans les contrats d'assurances.

Séropositivité et soins dentaires

Kimberly Bergalis a fait savoir dans une lettre publiée par tous les médias américains en juin 1991 qu'elle allait rapidement mourir du S.I.D.A. après avoir été contaminée lors de soins dentaires que lui avait prodigués le Dr David Acer. Le Dr Acer est lui-même mort du S.I.D.A. en septembre 1990 et conseillait, dans une lettre publiée après sa mort, à ses deux mille patients de se faire tester. Cinq d'entre eux se sont avérés être séropositifs.

Si le risque de contamination au cabinet dentaire est possible, il peut cependant être facilement évité par la pratique des règles d'hygiène classique.

Du fait de leur immunodépression, les sidéens voire les séropositifs ont une susceptibilité accrue aux infections bucco-dentaires.

Il est du devoir du patient d'annoncer sa séropositivité comme il est du devoir du chirurgien-dentiste d'assurer les soins. Trop de séropositifs qui avaient déclaré leur sérologie au dentiste se sont vu exclure du cabinet, ont dû fermer leur bouche et consulter ailleurs.

Séropositivité et chirurgie

Lors d'interventions chirurgicales, il est indispensable que le séropositif informe le chirurgien du résultat de son test afin que celui-ci d'une part renforce les précautions vis-à-vis des risques de blessures contaminantes, et qu'il assure une surveillance et une thérapeutique post-opératoire du malade en fonction de son immunodépression, d'autre part.

Par ailleurs, le risque pour un patient d'être infecté par le chirurgien a été estimé entre 2,4 et 24 par million d'opérations. Il est de quatre à quarante fois inférieur au risque de l'anesthésie.

Séropositivité et grossesse

La grossesse est une des situations où il semble nécessaire de proposer un dépistage de l'infection à V.I.H. En France, en 1990, une sérologie a été pratiquée chez 65 % des femmes enceintes. C'est encore trop peu et dans certains départements pilotes, le Centre Européen pour la Surveillance Epidémiologique du S.I.D.A. mène une enquête (Prévagest) pour déterminer la prévalence de l'infection dans toute la population des femmes enceintes.

La femme enceinte séropositive peut envisager une interruption volontaire de grossesse (remboursée à 80 % par la Sécurité sociale), ou bénéficier d'une interruption thérapeutique de grossesse qui peut avoir lieu jusqu'au cinquième mois, prise en charge à 100 %.

Toutefois, si la femme séropositive souhaite mener sa grossesse à terme, elle bénéficie de l'exonération du ticket modérateur et ce, pendant la durée de la grossesse et les deux ans qui suivent l'accouchement. L'enfant est également pris en charge pendant cette période.

La femme enceinte séropositive doit faire l'objet d'une surveillance particulière mais il convient de ne pas oublier que de nombreuses thérapeutiques ne pourront être utilisées du fait de leur action tératogène (apparition de malformations du fœtus).

Séropositivité et séjours à l'étranger

Certains pays et certaines provinces exigent un certificat de séronégativité : Chine, Arabie Saoudite...

L'entrée aux Etats-Unis est réglementée et nécessite de remplir et signer un formulaire concernant aussi bien des opinions politiques extrémistes que l'atteinte par une maladie contagieuse. La séropositivité exclut l'obtention d'un visa. L'infection à V.I.H. aurait dû être rayée de la liste des maladies contagieuses empêchant l'obtention du visa d'entrée aux Etats-Unis au 1er juin 1991, mais le gouvernement américain, en parfaite contradiction avec les recommandations de l'Organisation Mondiale de la Santé et l'attitude des autres pays occidentaux, n'a pas abrogé cette loi.

Lors des voyages en zone tropicale, zone d'endémie pour le V.I.H., les *personnes séronégatives* doivent être bien informées des modes de transmission du virus, essentiellement par contamination hétérosexuelle. La prévention repose sur l'abstinence ou les rapports sexuels protégés (ne pas oublier que dans certains pays les préservatifs sont hors de prix, voire introuvables : ne pas partir sans parapluie !). Le risque de contamination existe également en cas d'urgences médicales et chirurgicales dans certains pays où la transfusion n'offre pas encore la sécurité des pays occidentaux.

Les *séropositifs asymptomatiques* qui désirent se rendre en pays tropical doivent respecter certaines consignes. Les règles d'hygiène élémentaire préconisées aux touristes doivent être renforcées, spécialement en ce qui concerne l'alimentation et les baignades en eau douce (infections virales, bactériennes ou parasitaires fréquentes).

Les vaccinations doivent être impérativement respectées :
- antitétanique
- antipoliomyélitique injectable (vaccin inactivé)
- antityphoïdique (Typhim Vi®)
- anti-hépatite B

– fièvre jaune (dans les pays où cette vaccination est obligatoire).

La chimioprophylaxie contre le paludisme doit être stricte.

Pour les *patients sidéens*, la décision de voyager à l'étranger doit être bien réfléchie et tenir compte du risque d'aggravation de la maladie, du manque de soins ou de thérapeutiques disponibles dans le pays d'accueil.

Séropositivité et incarcération

Préoccupation croissante dans le milieu pénitentiaire, l'infection à V.I.H. a, dans les prisons françaises, une prévalence vingt fois supérieure à celle de la population générale. En 1990, les séropositifs représentent 6 % des détenus (environ trois mille personnes), mais la situation n'est pas uniforme. En effet, le facteur principal de contamination est la toxicomanie (91 %) et la région parisienne et celle de Provence - Alpes - Côte d'Azur regroupent les deux tiers des cas. Aux Baumettes, à Marseille, 13,85 % des détenus ayant accepté une sérologie sont séropositifs.

Dans l'opinion publique, le S.I.D.A. est encore assimilé à la notion de faute, donc de châtiment, et l'image de détenus sidéens, punis par la société et on ne sait quelle puissance divine, est apparemment d'une logique implacable, mais il faut bien réaliser que le S.I.D.A. ne s'attrape pas en prison, le virus est présent à l'extérieur, de l'autre côté des barreaux. Certains détenus apprennent leur séropositivité lors de l'incarcération, car pour de nombreux toxicomanes, souvent marginaux, la prison est le premier contact avec une structure de soins. Contrairement à certaines idées reçues, parfois colportées par les détenus eux-mêmes, il n'y a pas de dépistage sans en informer le sujet, et en particulier, pas de dépistage systématique à l'entrée.

Les directives ministérielles autorisant la distribution de préservatifs dans les prisons françaises ne sont que des mesures servant à masquer les carences de moyens de la médecine pénitentiaire vis-à-vis de l'infection à V.I.H. Si le problème d'une éventuelle contamination sexuelle peut sembler résolu, la poursuite de la toxicomanie en prison est une réalité plus difficile à gérer car il n'est pas envisageable de distribuer des seringues stériles, cautionnant alors une pratique qui constitue en soi un délit.

Surpopulation et vétusté des locaux s'ajoutent à la pénurie de moyens du service médical pénitentiaire, pénurie révélée par l'épidémie de l'infection à V.I.H. La définition de l'O.M.S. de l'état de bonne santé, "bien-être physique, mental et social", illustre bien que la notion même de santé est déformée en milieu carcéral. La privation de liberté implique une perception faussée du corps humain, souvent associée pour les toxicomanes à des sensations physiques pénibles, qui sont dues à l'état de manque au début de l'incarcération.

La spécificité du milieu carcéral, univers clos par définition, doit faire respecter l'éthique plus que partout ailleurs. Le strict respect du secret professionnel doit résister aux multiples pressions auxquelles le médecin est soumis de la part du personnel de surveillance et des escortes, des codétenus et de la famille des sujets infectés, afin d'éviter la marginalisation des détenus, déjà prisonniers du V.I.H., créant ainsi un isolement supplémentaire non prévu par la condamnation. Les multiples rôles du praticien conduisent à une image paradoxale du médecin qui est à la fois celui qui, mandaté par l'administration, représente donc l'autorité punitive, celui qui annonce la séropositivité, celui qui soigne, mais aussi, image permissive, celui qui autorise les relations sexuelles puisque c'est lui qui distribue les préservatifs.

Des demandes de libération pour motif humanitaire peuvent être déposées chez le juge d'instruction pour les personnes en détention provisoire. Pour les condamnés définitifs, quatre mesures sont possibles, suspension de peine, libération conditionnelle, semi-liberté, recours en grâce. Pour les peines criminelles, la libération conditionnelle et le recours en grâce (prérogative du Président de la République) sont des procédures longues et complexes.

CHAPITRE 9

Séropositivité et société

Contrairement aux affections antérieurement connues, le S.I.D.A. est la première maladie qui met au défi toute forme de pouvoir : pouvoir médical, politique, économique, religieux.

Aspects psychologiques

La révélation de la séropositivité entraîne un désarroi immédiat d'autant plus brutal que l'individu se considère comme n'étant pas "à risque". D'emblée, des mécanismes psychologiques réactionnels entrent en jeu : sidération, déni, marchandage avec le virus, minoration de la gravité de l'événement. Ces différentes démarches sont aidées, rectifiées par le psychologue et le médecin. Il convient que ceux-ci se cantonnent à leur rôle, celui-ci pouvant aller jusqu'à cristalliser l'espérance, sans pour autant rapporter de fausses, parce que optimistes statistiques ou évoquer l'intervention inéluctable d'une force mystique. Les séropositifs sont anxieux ou dépressifs, mais il est rare d'observer des tentatives de suicide. Il semblerait qu'à l'annonce de la séropositivité, le sujet investisse dans une démarche d'espoir qui consiste à accepter sa situation tant qu'il pourra échapper au S.I.D.A. avéré ; et que lorsqu'il bascule dans la situation de sidéen, le temps écoulé a été tel que la maladie survient dans une période de résignation.

L'intégration de l'individu séropositif au sein de l'entourage, du milieu professionnel, la fréquentation d'associations d'aide aux malades, jouent un rôle bénéfique dans l'acceptation de son état.

Discours irrationnels et démarches identitaires

Discours irrationnels

Gilles est plagiste ; son commerce marche bien car son restaurant au bord de l'eau est réputé et l'hôte est accueillant. Entre le café et l'addition, il se confie ; explique qu'il a téléphoné plusieurs fois à l'hôpital mais n'a pas insisté pour ne pas déranger. Il est inquiet. Il a eu, un mois auparavant, une relation de rencontre, sans préservatif.

– Je n'en avais pas et elle non plus. Une fille super propre. C'est un copain qui me l'a présentée. C'est une Africaine, une Camerounaise. Depuis je balise.

– Tu penses que cette aventure valait l'inquiétude que tu as maintenant ?

– Tu parles, un super coup, une pro ; c'est une entraîneuse. Et puis je me suis dis "Il peut plus rien m'arriver ; on vient de me voler la voiture, de cambrioler mon appart, je vais pas en plus attraper le S.I.D.A.*" Quand est-ce que je peux passer pour me faire tester ? Je dors plus.*

Henri est suivi depuis deux ans dans une consultation hospitalière. Il présente une séropositivité asymptomatique et se rend assidûment aux contrôles semestriels.

– Je suis venu accompagné parce que je voulais vous présenter ma fiancée.

– Très bien. J'imagine que vous prenez vos précautions.

– Oh là, bien sûr. D'ailleurs, elle vient de faire le test. Elle est nég. Mais... on va être obligés d'arrêter les préservatifs parce qu'on a décidé d'avoir un enfant.

– Vous vous connaissez depuis combien de temps?

– Oh, ça c'est facile : deux mois, juste deux mois, c'était au bal du 14 juillet.

– Mais, vous savez qu'en essayant d'avoir un enfant, vous risquez de contaminer votre future femme.

– On sait, on sait, mais on a bien réfléchi ; c'est si beau de donner la vie. C'est pas un médecin qui nous dira le contraire.

– Et vous mademoiselle, êtes-vous bien consciente des risques que vous encourez et des risques pour l'enfant si vous êtes contaminée ?

– Vous en avez de bonnes ; un foyer sans enfant, ça n'est pas un foyer...

Ce type de propos irrationnels n'est pas l'apanage des malades. Il est inacceptable d'entendre des médecins avouer qu'ils ne sont pas mécontents de l'apparition de cette nouvelle maladie qui rompt la monotonie de leur pratique quotidienne, ou un écrivain, lors d'une émission destinée aux adolescents, déclarer que dans sa vie personnelle, l'existence de ce nouveau risque l'excite ; pire, un médecin d'une organisation humanitaire, affirmer sans sourciller que cette épidémie le rassure, car elle démontre à l'évidence que l'on ne peut réfréner par aucun discours les pulsions spontanées de l'homme, son instinct demeurant toujours le plus fort.

Démarches identitaires

Hubert a eu sa première voiture à dix-huit ans et trois jours ; d'abord une Renault 5 Alpine, puis une Golf GTI *et rapidement de très grosses cylindrées. Il a un peu touché à la compétition mais a été, dès sa troisième course, victime d'un gravissime accident. Hospitalisé en réanimation puis en chirurgie orthopédique, il a reçu en 1984 quarante poches de sang. En 1988, compte tenu de cet antécédent, il réclame lui-même le test à son médecin traitant. Il est séropositif. Sa femme n'est pas contaminée. En 1991, Vincent, neuf ans, est déjà un peu connu ; son père lui a acheté un mini-karting et l'a inscrit au challenge "promo-kid" réservé aux enfants de 10 à 12 ans (il a triché d'une année sur la date de naissance). A la mi-saison, il est troisième mais son père répète : "On les aura ! Vincent terminera premier." Chaque entraînement, chaque course, est une source d'inquiétude pour Hubert mais il a réussi à effacer ce qui le séparait le plus de son fils, la crainte d'être seul à vivre dans un monde en sursis. Il a remplacé la séronégativité de son enfant par l'épée de Damoclès du risque.*

Jérôme s'est contaminé exclusivement par relations hétérosexuelles. Véra, qu'il avait connue il y a quatre ans, lui avait permis de quitter son milieu familial envahissant. A différents interrogatoires, l'éventualité d'une toxicomanie, comme mode de contamination, a été soulevée. La réponse toujours négative ravivait l'insistance du père.

Au terme de quatre ans et demi de suivi, Jérôme annonce à ses parents : "Vous m'avez toujours considéré comme un camé. Je n'avais jamais touché à ça ; mais depuis deux mois, je me pique. Comme ça, y a plus doute et au point où j'en suis... Et puis j'ai décidé, j'irai plus aux consult. Je prends plus l'AZT. Je fais la grève de la santé."

Aspects sociaux

Au plan des populations, le S.I.D.A. représente un sujet d'angoisse collective, succédant à la menace atomique, ou à la raréfaction de la couche d'ozone, et entraînant une vision apocalyptique de la liberté sexuelle.

L'épidémie due au V.I.H. est en passe d'avoir pour une ou deux générations l'impact social des périodes de guerre, ce qui explique les nombreuses métaphores rapprochant S.I.D.A. et conflit planétaire.

Le S.I.D.A. entraîne une révision des concepts de la sexualité, mais les démarches prophylactiques (monopartenariat, utilisation de préservatifs, dépistage volontaire) ont une ampleur insuffisante par rapport à la gravité de la situation. Cela est encore plus dramatique en Afrique subsaharienne où de nombreux paramètres culturels associés à une sous-estimation de la contamination font obstacle aux tentatives de prévention.

Le coût du S.I.D.A.

L'épidémie de S.I.D.A. à travers le monde a des répercussions incalculables sur l'économie, d'une part parce que les sidéens sont des malades graves nécessitant des thérapeutiques lourdes et coûteuses, d'autre part parce qu'elle touche en majorité une tranche d'âge de vingt à quarante ans, constituée d'adultes jeunes, qui représente donc une perte de productivité pour la société active. Les effets du S.I.D.A. sur la pyramide des âges se rapprochent de ceux des grandes guerres sur la population masculine.

S'il est concevable de chiffrer le S.I.D.A. en matière de dépenses, les conséquences indirectes sur l'économie semblent plus difficiles à évaluer. Les experts français estiment que les retombées de l'épidémie pourraient atteindre vingt et un milliards de francs en 1991.

Le ministère de la Santé évalue à environ 200 000 F le coût global annuel d'un malade sidéen. Il est plus difficile de chiffrer le coût du suivi des séropositifs, d'une part parce qu'ils ne sont pas recensés, d'autre part parce qu'ils font souvent appel à la médecine extra-hospitalière et diversifient ainsi les dépenses. Le Laboratoire d'Economie Sociale de Paris I a estimé, en 1988, à 8 000 F le suivi d'un séropositif en médecine de ville.

En 1991, le coût total des soins relatifs au S.I.D.A. atteindra en France 2,7 milliards de francs. Pour répondre à la croissance exponentielle de l'épidémie, l'hôpital s'est vu attribuer un budget spécifique supplémentaire depuis 1987, prélevé sur le budget du ministère de la Santé. Cette année, l'enveloppe S.I.D.A. des hôpitaux s'élève à 550 millions de francs.

La prévention : entre-temps, autres mœurs

Préconiser l'usage du préservatif ne signifie pas que cet ustensile une fois mis en place ne doive plus quitter son lieu d'accroche jusqu'à la fin du séjour. Si on ne peut plus se permettre actuellement de faire la fine bouche devant le condom (pas sage : interdit), l'ère capotée doit cependant être considérée comme une période *transitoire*. Celle-ci est transitoire, tant au niveau de l'humanité jusqu'à ce que le risque soit jugulé, qu'au niveau du couple qui peut décider, après une période d'observation et d'observance de relations protégées, qu'il convient peut-être, au lieu d'occulter le test, de le réaliser ou de l'actualiser. Le préservatif permet de coller ensemble deux corps étrangers, mais une fois qu'ils sont suffisamment collés pour ne plus être distants (après trois mois, six mois, trois ans, six ans...), il pourrait être remplacé par le test de dépistage. C'est une question de conception.

La prolifération des programmes de prévention à travers le monde n'a pas empêché l'extension de l'épidémie. L'information n'a qu'une influence modérée sur les comportements à risque. Plus de deux cents plans nationaux ont été élaborés, renforcés par des dizaines de milliers de démarches locales. Lorsque l'information est enregistrée, elle est enfouie au plus profond de l'inconscient comme tous les risques "normaux" : accidents de la circulation, accidents domestiques... Les messages passent plus facilement quand ils sont porteurs d'espoir, puisqu'un Français sur deux joue au moins une fois par an au Loto, jeu dont l'existence lui a été signifiée par les mêmes médias.

Les actions de proximité sont difficilement concevables quand il s'agit de gérer une planète ; il est à craindre que seule l'augmentation de l'épidémie ait pour corollaire la diminution du risque. C'est-à-dire seul le fait que dans les années à venir la plupart des individus connaîtront des séropositifs aura des vertus préventives. Pas de nadir sans acmé.

Risque professionnel : je ne recapuchonne pas

L'augmentation du nombre de sujets porteurs du V.I.H. et la multiplication des sites de prise en charge de ces sujets font que le personnel soignant est exposé au risque d'infection à V.I.H. dans l'exercice de sa profession. Ce risque est cependant faible puisqu'il est estimé à 0,4 % après exposition par piqûre et que seulement une trentaine de cas documentés de transmission du V.I.H. à un membre du personnel de santé ont été publiés dans le monde. Le risque de piqûre accidentelle est évalué entre 0,5 et 1 par an et par infirmière. En France, la proportion de cas de S.I.D.A. avérés liés à l'exercice d'une profession de santé est de trois pour dix mille.

On n'observe pas plus de cas de S.I.D.A. parmi le personnel hospitalier qu'au sein de la population générale. 4,3 % des sidéens français appartiennent au milieu médical et paramédical, pourcentage qui correspond à la représentation de ces professions au sein de la population active.

Lors d'accidents professionnels, l'exposition au sang (contaminé ou non) survient beaucoup plus fréquemment par piqûre que par projection sur la peau ou par coupure.

Pour 75 % des infirmières, le recapuchonnage des aiguilles demeure un geste habituel !

Une chimioprophylaxie par le Rétrovir® peut être instituée immédiatement après l'accident, elle est généralement bien tolérée mais sa prescription n'a pas empêché, dans certains cas, l'apparition de séroconversions.

Le C.I.T.R.A.S. (Centre interétablissements de traitement et de recherche anti-S.I.D.A.) a proposé de multiplier les matériels d'endoscopie disponibles, non pas pour en réserver certains aux séropositifs, mais pour pouvoir respecter le temps de désinfection.

Les recommandations ministérielles pour prévenir une éventuelle contamination par le V.I.H. ont été largement diffusées au personnel soignant et de laboratoire. Tous les établissements, qu'ils traitent ou non des séropositifs, doivent appliquer les règles d'hygiène classique, devant tout patient, sans préjuger son statut sérologique. Si certains établissements apposent toujours une pastille rouge sur les prélèvements sanguins contaminés, cette méthode entraîne une fausse sécurité car on ignore souvent la sérologie des tubes non marqués. Bien évidemment lors de la première demande de sérologie anti-V.I.H., la gommette n'est pas collée à l'extérieur du tube, mais le V.I.H., lui, peut être à l'intérieur.

Les données sur les caractéristiques du V.I.H. et les études prospectives permettent de conclure que le contact avec des sujets infectés par le V.I.H. ou des liquides biologiques de ces mêmes sujets n'exige aucune précaution autre que celles en vigueur pour les maladies infectieuses transmissibles :

– se laver les mains de manière adéquate et fréquente.

– prendre toutes les précautions pour éviter de se blesser avec des instruments souillés.

– désinfecter toute surface, tout récipient, matériel ou instrument souillés.

– porter des gants et une blouse lors de tout acte impliquant un contact avec des substances potentiellement contaminantes (prise de sang, endoscopie, explorations invasives, manipulation de lésions cutanées ouvertes).

– pour les interventions dentaires, les actes chirurgicaux ou s'il existe des risques de projection de produits contaminés, porter en outre un masque chirurgical et des lunettes.

– utiliser chaque fois que possible des matériels d'injection à usage unique.

– ne jamais recapuchonner les aiguilles.

Si ces règles classiques de l'asepsie suffisent, elles demandent cependant à être scrupuleusement suivies.

Le V.I.H. est un virus moins fragile que cela a été dit jusqu'à présent. Il est par exemple assez stable à température ambiante et peut survivre plusieurs jours. Après chauffage à 56°C, son pouvoir infectant est encore détectable pendant trois heures bien que l'activité virale, mise en évidence par la méthode classique de la transcriptase inverse, ne soit plus détectable. Le V.I.H. est par ailleurs très résistant aux radiations gamma et aux rayons ultraviolets à doses élevées ; l'irradiation ne doit donc pas être utilisée comme procédé de stérilisation. Enfin, le V.I.H. résiste à la congélation.

Mais le V.I.H. est inactivé par la plupart des désinfectants chimiques et ainsi, de nombreux procédés sont utilisables avec efficacité pour obtenir son inactivation.

Dans la pratique courante, les procédés de stérilisation et de désinfection classiques en usage dans les hôpitaux, les cliniques, les cabinets de soins dentaires, les services d'urgence, les centres d'hémodialyse sont adéquats pour stériliser ou désinfecter les instruments et le matériel, contaminés par le V.I.H.

L'eau de Javel domestique peut être utilisée avec efficacité pour les surfaces souillées, le matériel à usage unique et les liquides corporels :

– à 1 % (40 ml d'eau de Javel pour un litre d'eau froide) pendant dix minutes ;

– à 10 % (400 ml pour un litre d'eau) pendant une minute.

L'alcool éthylique à 70° pendant une minute, la glutaraldéhyde (Cidex®, Korsolex®) pendant dix minutes, le formol à 0,5 %, le propanol (Sterilium®) pendant une minute sont efficaces pour inactiver le virus.

On peut également stériliser à l'autoclave ou par four type Poupinel®.

Le dépistage systématique

La prévention en matière de S.I.D.A. passe essentiellement par une responsabilisation des séropositifs. La mise en place d'un dépistage systématique, outre le problème logistique et économique (évalué à 17 milliards de francs par an, pour la France), serait inacceptable et absurde dans un but préventif. Les séro-agnostiques tenteraient d'échapper au test par tous les moyens possibles et on obtiendrait rapidement un système de dépistage des négatifs exclusivement. Le danger le plus grave réside dans le sentiment de fausse sécurité qui apparaîtrait dans la population générale et qui entraînerait une démobilisation vis-à-vis de la prévention.

A l'extrême, un véritable marché noir des "cartes de séronégatif" se développerait (comme c'est le cas en Bavière), procédé inévitable dans ce type de système répressif. Le dépistage systématique réaffirmerait la notion de culpabilité dans l'histoire du S.I.D.A. En aucun cas, un système autoritaire, voire autoritariste, ne peut se substituer à la prise de conscience personnelle des personnes concernées par le V.I.H., et nous le sommes tous. "Si les séropositifs doivent être responsables, cela est tout aussi vrai pour les *séronégatifs à qui il incombe de le rester*" W. Rozenbaum.

Les droits de l'homme

En matière de S.I.D.A., le respect des droits de l'homme commence par l'utilisation d'une *terminologie adéquate* et surtout le refus de néologismes discriminateurs. L'apparition d'une nouvelle pathologie doit entraîner la naissance de vocables dont la construction se fonde sur la volonté d'une désignation scientifique et non sur celle d'une connotation, par définition forcément péjorative. C'est le cas de sidaïque dont la similitude avec judaïque n'est pas innocente.

Le danger de ce terme politiquement induit n'a pas échappé au Commissariat Général de la Langue Française qui a proposé en 1987 que les malades soient dénommés *sidéens*.

Le concept de *sidatorium* a été la cristallisation paradigmatique de la volonté d'exclusion très tôt affichée par une partie de l'humanité. Il a même trouvé une application concrète à Cuba où les sidéens ont été parqués et grillagés.

Le rejet des malades affiche plusieurs visages ou plutôt se cache sous différents masques.

C'est ainsi que l'amendement Sourdille voté en mai 91 au Sénat proposait de sanctionner "*tout comportement imprudent ou négligent d'une personne consciente et avertie, ayant provoqué la dissémination d'une maladie transmissible épidémique*". Avoir pour projet de pénaliser la séropositivité et le S.I.D.A. a pour corollaire de précipiter la maladie dans la clandestinité, en incitant à ne pas faire le test, afin qu'il n'y ait pas délit d'initié. Les députés ont eu la sagesse d'annuler cette disposition.

Autre proposition parlementaire de réforme du Code pénal, celle de Jolibois qui, se servant de l'épidémie de S.I.D.A. comme toile de fond moralisatrice, vise à rétablir une loi instaurée sous Pétain et supprimée en 1982. Elle punissait d'une peine allant jusqu'à trois ans d'emprisonnement tout "majeur exerçant sans violence, contrainte, menace, ni surprise une atteinte sexuelle sur la personne d'un mineur de quinze à dix-huit ans, du même sexe". Le projet consiste à rétablir la majorité sexuelle à dix-huit ans uniquement pour les homosexuels (elle est actuellement à quinze ans pour les relations sexuelles consentantes).

Si effectivement il est nécessaire de légiférer sur le S.I.D.A., c'est en vue d'établir une protection des séropositifs et de lutter contre l'intolérance.

S.I.D.A. et politique

Si tous les partis politiques parlementaires français ont essayé d'observer depuis le début de l'épidémie un consensus, unissant leurs efforts dans la lutte contre le S.I.D.A., l'extrême droite, et principalement le Front National, a jeté son dévolu sur cette nouvelle façon d'exclure des minorités en les marginalisant, faisant des victimes du S.I.D.A. des coupables à bannir.

En janvier 91, le juge des référés du Tribunal de Grande Instance de Lyon a condamné le Front National à enlever les affiches et les tracts faisant référence au S.I.D.A., sous astreinte de 1 000 F par jour. Le juge a estimé que cette campagne sur le thème S.I.D.A. *(Socialisme, Immigration, Drogue, Affairisme)* était un trouble manifestement illicite.

La sodomie est un thème souvent évoqué dans les discours de J.-M. Le Pen, matraquage douteux mais systématique d'une modalité sexuelle marginale, et les propos injurieux et méprisants faisant référence au S.I.D.A. ne bousculent que les droits de l'homme et le respect des malades.

En revanche, les discours pseudo-scientifiques du leader du Front National sont dangereux car ils répandent le doute *("le sidaïque est contagieux par sa transpiration, ses larmes, sa salive, son contact... c'est une espèce de lépreux si vous voulez !")*. Est-ce par pur sacrifice sur l'autel électoral que J.-M. Le Pen a serré des milliers de mains, lors des Assises du Front National en mars 1990, à Nice, ville où la prévalence de l'infection à V.I.H. avoisine les 2 % ?

Sexualité et société

Le S.I.D.A. a permis de découvrir les différentes facettes de la sexualité. Le public n'a pas été le seul étonné ; les médecins également se sont déclarés surpris par l'éclectisme des jeux sexuels et par l'inadéquation entre l'image qu'ils se représentaient du dragueur, de la nymphomane, de l'homosexuel au comportement caricatural, et la présentation physique des interlocuteurs qu'ils avaient dans leur cabinet de consultation "confessant" leurs pratiques, leurs préférences et leur fréquence. L'habitude aidant, la modalité de l'interrogatoire change. C'est ainsi qu'avec la question : "Etes-vous homosexuel ?" seront récoltées moins de réponses positives qu'avec : "Vous est-il arrivé d'avoir des relations homosexuelles ?"

L'homosexualité masculine ne va pas forcément de pair avec la pratique de la sodomie ; la masturbation mutuelle étant une des modalités relationnelles, surtout depuis l'apparition du S.I.D.A., celui-ci ayant entraîné une fissure dans les relations anales. En revanche les rapports hétérosexuels n'excluent pas les rapports génito-rectaux. Dans une enquête du journal *Globe* publiée en juillet-août 1990, il ressort que 18 % des femmes pratiquent toujours la sodomie et que 48 % déclarent qu'elles la refuseront toujours.

J.-P. Moatti, W. Dab et M. Pollack ont publié dans *La Recherche* ce qu'étaient les attitudes et les comportements des Français face au S.I.D.A. à partir de 1 900 questionnaires distribués en mars 1990 et remplis anonymement :

– 81,6 % des personnes interrogées déclarent avoir eu une activité sexuelle au cours des 12 derniers mois.

– dans la population sexuellement active, 2,7 % des hommes et 1,7 % des femmes "reconnaissent" avoir eu des relations homosexuelles.

– 13,6 % des hétérosexuels annoncent plus d'un partenaire au cours de l'année.

– 7,5 % des hétérosexuels en recensent plus de trois : ces hétérosexuels multipartenaires ont moins de 35 ans (75 %), sont célibataires (59 %), titulaires d'un diplôme d'études supérieures (47 %). On retrouve une proportion moindre de multipartenaires chez les femmes.

– 26,5 % des Français déclarent avoir modifié leur comportement sexuel depuis l'apparition du S.I.D.A.

L'épidémie à V.I.H. refrène le sexe, mais n'étouffe pas la sexualité, il la canalise, la comptabilise, voire la culpabilise. Le S.I.D.A. est une histoire d'amour où Eros meurt à la fin.

Bien que l'amour physique soit indispensable ou très important pour 62 % des femmes (Sondage *Sofres-Le Nouvel Observateur*, décembre 1990), 25 % des femmes ont envie de relations amoureuses *no-sex*. Les filles des années 90 plébiscitent la fidélité à 82 % (Sondage *Le Parisien*), ce qui permet à Guy Bedos de proclamer au Zénith "*qu'en ces temps de S.I.D.A., la fidélité est l'euphémisme de la trouille*".

Il est certain que les règles ont changé. Qu'il existe, au moins pour certains, un nouveau code érotique. C'est ainsi que dans certains clubs de rencontre la protection des membres est devenue la devise première. Pas de fête sans préservatif.

Les religions

Toutes les Églises ont réagi devant le phénomène du S.I.D.A. Le premier recours au *Dieu vengeur ou punisseur* qui s'acharne sur l'homme coupable de péchés n'a pas été l'apanage de la religion catholique. Toutes les religions monothéistes ont évoqué le *"fléau"* du S.I.D.A. comme une punition divine ne touchant que les mécréants.

Le fait que le début de l'épidémie ait concerné la population homosexuelle des États-Unis a favorisé cette notion de péché. L'Église tolère les relations sexuelles à condition d'en contrôler les ébats. Toutes les religions ont le même principe de base : codifier l'acte sexuel. Sous prétexte de le contourner et de l'éviter, le discours religieux est bourré de sexe. En deux mots, les religieux de tous ordres ne pensent qu'à *ça*. Paradoxalement, la rigidité intellectuelle, voire la raideur mentale de l'intégriste ne lui permettent pas de faire abstraction du phénomène sexe, bien au contraire. La Droite moralisatrice, bien souvent empreinte d'intégrisme religieux, utilise des publications à grands renforts de pornographie (*Sun* en Grande-Bretagne, *Bild Zeitung* en Allemagne...).

Le fait que l'on admette une participation divine à l'épidémie de S.I.D.A. autorise tous les comportements d'exclusion et détruit la notion de communauté définie par la religion. C'est pourquoi, dès 1986, les Églises, et plus particulièrement l'Église catholique, ont été contraintes de modifier leur discours et d'adapter leurs rapports à la société. On voit alors apparaître la notion de *communauté de guérison*. L'Église a toujours menacé les pécheurs mais pardonné les péchés. Les discours de solidarité et de fraternité envers les malades sidéens et les séropositifs se sont multipliés mais il existait toujours un discours moralisateur concernant la "libération sexuelle" qui avait engendré tous ces maux.

Ce qui est plus grave, c'est le silence entourant les moyens de prévention de la transmission du V.I.H. Il faut attendre 1988 pour que soit évoquée l'existence de moyens prophylactiques et 1989 pour que le mot de préservatifs soit prononcé par les autorités religieuses. Actuellement, même s'il est "contestable de réduire la prévention au seul emploi des préservatifs" (*Doc. catho.,* février 89), leur utilisation est considérée comme un moindre mal devant l'étendue de l'épidémie de S.I.D.A.

Tout comme l'individu qui apprend sa séropositivité, l'Église est passée par une phase de déni, d'exclusion, puis de négociation et d'acceptation de la maladie.

La prostitution

Le risque de contamination des prostitués masculins ou féminins est théoriquement important à cause de la multiplicité des rapports, mais il paraît important de dissocier la prostitution professionnelle de la prostitution occasionnelle. En effet, dans les milieux de la prostitution professionnelle, les règles d'hygiène, le suivi médical (dépistage des maladies sexuellement transmissibles) et l'utilisation des préservatifs limitent au maximum les risques de dissémination du V.I.H.

Des prostituées de la région parisienne et tout particulièrement celles de la rue Saint-Denis coopèrent avec l'Agence Française de Lutte contre le S.I.D.A. et l'I.N.S.E.R.M. pour animer un mouvement de prévention et d'information sur le S.I.D.A.

Une communication issue de ce groupe à la VIIe Conférence Internationale sur le S.I.D.A., en juin 1991, a montré que 82 % des prostituées de Paris utilisent des préservatifs avec les clients inconnus. La proportion tombe à 63 % quand il s'agit de clients réguliers.

Les mesures d'hygiène et l'utilisation des préservatifs ne sont malheureusement pas souvent la règle dans la prostitution occasionnelle difficilement contrôlable.

La lutte contre la drogue

La lutte contre la drogue ne peut être dissociée de la lutte contre le S.I.D.A. et le slogan “Agir avant” de la campagne de prévention mise en œuvre par la Délégation Générale à la Lutte contre la Drogue et la Toxicomanie et le Comité Français d'Education pour la Santé trouve une double signification avec le S.I.D.A., dont une des principales courroies de transmission est la toxicomanie.

Tous ceux dont le métier ou le désir est de protéger les adolescents (et pourquoi pas leurs parents) ont un double enjeu : la toxicomanie et le S.I.D.A.

Dans les pays du bassin méditerranéen : Espagne, Italie et dans le sud de la France, la toxicomanie par voie veineuse est le principal mode de contamination des sidéens.

L'attirance pour le charlatanisme

Devant une médecine actuelle incapable de détruire son ennemi viral, on comprend la tentation pour le malade d'une démarche individuelle conduisant en parallèle à une médecine du même nom. Mais on ne peut accepter que celle-ci soit organisée sciemment pour profiter de cette manne qu'apporte le malheur. Si on n'arrive pas à l'époque du génie génétique à extraire les particules virales des cellules, pourquoi le pourrait-on avec un régime dissocié, un onguent, une méditation transcendantale, un réchauffement ou un refroidissement de l'organisme ?

Il est souvent difficile de faire la part respective du charlatanisme et de la conviction profonde mais c'est toujours le patient qui est le perdant, consacrant son temps à la quête inutile d'un produit que seuls des initiés connaîtraient.

Dans *L'enfant, le sang, l'espoir*, Jean Bernard classe les charlatans en deux ordres : les charlatans mineurs qui ne s'attaquent qu'aux affections bénignes et les charlatans majeurs qui osent s'attaquer aux maladies mortelles. Ils ont la partie encore plus belle avec le S.I.D.A. qu'avec le cancer ou les leucémies, puisque la médecine conventionnelle ne peut s'enorgueillir de guérisons.

Le charlatanisme atteint parfois une très grande échelle, motivé par un enjeu tout autre que médical. C'est ainsi que les adolescents zaïrois et les touristes ont été invités à ne pas cesser la fréquentation des boîtes de nuit puisque le professeur Lurhuma avait découvert un vaccin, dénommé le Mobutou-Moubarak-1, capable en quinze injections intramusculaires de guérir du S.I.D.A. Bien sûr, la formule de cette substance ainsi que les résultats obtenus à long terme, sont demeurés secrets.

Les médias

Dans son rapport de la Commission des Affaires culturelles, familiales et sociales, présenté à l'Assemblée Nationale, M. Hannoun a déclaré que "*Le S.I.D.A. est une maladie médiatiquement transmissible*".

Il n'y a pas d'information sans médias et le S.I.D.A. réclame qu'on sensibilise sans cesse le public.

Affection nouvelle, affection mortelle, affection transmissible par le sang et par le sexe, "affection de déviants", les médias ne pouvaient pas ne pas jeter leur dévolu sur un sujet inquiétant et par là même attractif. Initialement, ils n'imaginaient certainement pas que les grands titres et les grands tirages ne seraient pas éphémères. Si les accroches titrées ou photographiques sont particulièrement agressives, ce sont elles cependant qui marquent l'esprit du public. Le mérite revient aux médias, alors que le monde médical s'endormait ou murmurait certaines informations, d'avoir clamé haut et fort la véritable situation. "*Les hétérosexuels doivent-ils avoir peur du S.I.D.A. ?*" a précédé la conviction des médecins. "*Les orphelins du S.I.D.A. en Afrique*" cristallise beaucoup mieux le péril africain que les communications scientifiques rapportant des statistiques absconses. Toutefois, on peut leur reprocher un attrait pour l'anecdote qui fait frémir le plus grand nombre à propos d'un cas :

"Elle est atteinte du S.I.D.A. après une insémination artificielle !" La narration des scandales ne doit pas se substituer aux articles de prévention.

Les organes de presse des groupes homosexuels, et tout particulièrement *Gai Pied Hebdo*, ont eu très tôt la volonté d'informer leurs lecteurs sur le S.I.D.A., sur ses modes de contamination et sur les moyens de prévention.

Les médias relatent l'information, mais n'ont pas le temps de la traiter. Pendant trois jours en France, la ciclosporine était devenue la thérapeutique du S.I.D.A. Telle forme d'interféron en tablettes, tel extrait de curcubitacée, asiatique de préférence, désigné par une lettre non grecque de l'alphabet mais très suggestive, aura les honneurs de la presse, le temps de piéger l'espoir de milliers de patients impatients.

Une émission télévisée sur le S.I.D.A. déstructure, le lendemain de sa diffusion, une consultation hospitalière spécialisée où elle conduit de nombreux malades à s'informer sur la véracité des propos tenus. *"La salive, c'est vrai ? Les hétéros, c'est pas vrai ?"*

Arrêtez l'esclandre !

Quand, en mars 1989, un professeur de médecine affirmait *"le S.I.D.A. c'est fini !"*, il avait provoqué un tollé général tant au niveau de ses confrères que des médias. Nous avions pris l'habitude, à cette époque, de répondre aux patients qui nous questionnaient : "Quand un médecin ne voit plus de patients sidéens, ce n'est pas parce que l'épidémie est enrayée, c'est parce qu'ils vont consulter ailleurs."

Quand le même professeur récidive, en mai 1991 lors d'une émission de télévision, d'une part en limitant la transmission hétérosexuelle à quelques dizaines de "cas vrais" après avoir exclu les patients d'origine africaine ou antillaise et les partenaires de "déviants sexuels", d'autre part en réactivant la notion de groupes à risque, il met en jeu la vie des gens. Cet expert en mascarade idéologique énonce "scientifiquement et objectivement" les pourcentages des différents modes de contamination parmi les malades du S.I.D.A., en aucun cas ceux des séropositifs dans leur ensemble, et surtout pas ceux des sujets contaminés récemment, pour conclure à un cantonnement de la maladie parmi les marginaux de notre société.

Il est inadmissible qu'un médecin ruine en quelques minutes ce que des mois d'efforts collectifs ont réussi à mettre en place dans la prévention du S.I.D.A. Un seul patient contaminé à cause de déclarations faussement rassurantes de cet acabit est un séropositif de trop.

Il vaut mieux rouler capoté au soleil que décapoté sous l'orage.

Malgré ces écarts, dont ils ne sont pas toujours responsables, les médias ont été capables d'utiliser progressivement une terminologie scientifique afin qu'elle ne soit pas approximative. Il n'est pas un mensuel, un hebdomadaire, un quotidien qui n'ait expliqué le cycle du virus, ce que sont les lymphocytes T4, ce qu'est l'AZT... Avec le recul, ils ont fait comprendre que le S.I.D.A. devait être intégré comme un phénomène de société. Le discours de la tolérance est passé par eux. Il faut que parallèlement les médias refusent l'utilisation frauduleuse des moyens de communication, qu'ils soient un relais de la recherche contre le S.I.D.A., mais non une cible à scoops volants pour les chercheurs en mal de publicité.

La lutte contre le S.I.D.A. en France

Il existe une ambiguïté obligatoire des actions de prévention, qu'elles soient par affichage, diffusion de spots télévisés, distribution de brochures. Elles doivent être suffisamment inquiétantes pour que les séronégatifs se protègent et suffisamment rassurantes vis-à-vis des séropositifs, car "sous-estimer l'ampleur du mal est d'une coupable inconscience mais priver d'espoir ceux qui en sont atteints est scientifiquement, aussi bien que moralement, indéfendable".

En France, la lutte contre le S.I.D.A. repose essentiellement sur deux structures, l'*Agence Française de Lutte contre le S.I.D.A.* (A.F.L.S.) et *l'Agence Nationale de Recherche sur le S.I.D.A.* (A.N.R.S.). Ces structures permettent une coordination des efforts et la mise en place de projets à moyen et long termes. D'autre part, l'A.N.R.S. a des liens étroits avec des organismes de recherche préexistant au S.I.D.A. tels que l'I.N.S.E.R.M. (Institut National de la Santé et de la Recherche Médicale) et le C.N.R.S. (Centre National de la Recherche Scientifique).

Malgré les polémiques concernant la paternité de la découverte du V.I.H., c'est bien à l'Institut Pasteur grâce à L. Montagnier et à son équipe que l'agent causal du S.I.D.A. a été identifié.

Le budget de l'A.N.R.S. s'élève à 180 millions de F en 1990. La répartition entre les différents pôles de recherche est prévue selon le schéma suivant pour 1991 :

– virologie et antiviraux : 34 %
– immunologie et vaccins : 27,8 %
– recherche clinique et essais thérapeutiques : 23,2 %
– épidémiologie : 8 %
– sciences sociales : 7 %

L'Agence Française de Lutte contre le S.I.D.A., créée en mai 1989, a la responsabilité de la communication grand public. En 1990, deux cent trente conventions ont été signées avec des équipes sur le terrain car elle utilise les structures administratives et associatives déjà en place, pour un partenariat dans la prévention.

Faits de société à travers le monde

L'*Allemagne* invente le délit de viol avec préservatif qui vaut à son auteur une peine moindre que s'il travaille sans filet.

Le gouvernement *australien* rétribue les prostitués (hommes ou femmes) séropositifs pour qu'ils cessent leur activité professionnelle (100 $/semaine).

En *Chine,* les demandeurs d'emploi doivent faire des tests de dépistage avant d'être autorisés à travailler. Une personne séropositive ne pourra pas se marier, ni s'inscrire à l'université.

En *France,* tentative de suicide : une femme s'est contaminée en s'injectant volontairement du sang de son ami sidéen.

Au *Gabon,* un préservatif coûte environ 10 F, soit un centième du salaire mensuel moyen.

En *Italie,* à Padoue, une zone spéciale pour enterrer les morts du S.I.D.A. a été délimitée dans le cimetière de la ville.

Aux *Pays-Bas,* a été érigé l'homomonument, monument à la mémoire des homosexuels persécutés.

Un médecin *suisse* propose que l'on tatoue les séropositifs afin de les “isoler sexuellement”. Le tatouage devrait être réalisé près des organes génitaux afin d'éviter que le sujet ne soit publiquement montré du doigt mais que ses partenaires soient avertis.

Virus du divorce : aux *U.S.A.,* à la suite de la découverte d'un test de dépistage positif pratiqué sur sa femme pendant une hospitalisation, un homme demande le divorce. Deux mois plus tard, un nouveau test infirme les résultats du premier.

World Ski Cup : la Fédération internationale de ski s'oppose à l'affichage d'un slogan en faveur de la lutte anti-S.I.D.A. sur les dossards de coupe du monde...

CONCLUSION

Des suites d'une longue maladie

En 1991, on peut faire le point sur la séropositivité mais on ne peut pas en faire le tour.

Ce qui est certain c'est que *"le S.I.D.A. est mort des suites d'une longue maladie"* ne sera jamais, même s'il est espéré, le titre accrocheur d'un quotidien à grand tirage. L'histoire nous a échaudés, et la logique rappelle à l'ordre nos folles espérances. En fait, le S.I.D.A. disparaîtra de la planète lorsqu'il n'intéressera plus le monde qui lui aura survécu et qui sera en lutte contre un autre fléau.

Il existe un vaccin d'une remarquable efficacité contre la poliomyélite mais personne n'a déclaré qu'elle avait disparu ; d'ailleurs l'obtention du vaccin a fait abandonner toute recherche d'un traitement curateur de la maladie. L'hépatite B a également son vaccin et toujours des millions de victimes. Il aura fallu attendre 1977, soit deux cents ans, pour proclamer devant un monde indifférent que la variole était éradiquée.

Le 5 juin 1991, aux Etats-Unis, le S.I.D.A. souffle à la fois la dixième bougie de son gâteau d'anniversaire et la vie du cent millième malade sidéen.

Déclaré aux autorités tardivement après sa naissance, cet enfant né de la rencontre d'un virus et d'un être humain a eu une croissance trop rapide. Il étouffait dans la *famille Faits divers* et était engoncé dans la *famille Maladies*. Muté dans la *famille Fléaux*, il est devenu le plus grand.

Pendant ce temps, dans la *famille Antiviraux*, on piétinait, car on était sur le point de piocher *Atoxique* et *Efficace*.

Quant à la *famille Vaccins*, étant donné que le jeu était inégalement distribué, elle aurait pu abattre ses cartes plus précocement que prévu.

Ceux qui avaient en main *Prévention* et *Information* ont malheureusement confondu les deux et perdu bêtement un atout, alors qu'avec *Associations* et *Responsabilisation*, ils pouvaient être gagnants.

Heureusement, dans la *famille Humains* après *Malade, Médecin, Epidémiologiste*, *Chercheur, Politique,* la dernière carte, celle sur laquelle on ne comptait plus, est apparue dans la pioche. *Homme* a permis de remporter le jeu des sept familles. La partie aurait pu sembler belle, mais elle a duré un peu trop tard dans la nuit.

EPILOGUE

Espoir-fiction (année 1995) :

– Jérôme (13 ans) : “Je viens de trouver un préservatif sur la véranda.”
– Audrey (11 ans) : “ C’est quoi une véranda ?”

Espoir-fiction (année 2005) :

– Hilton (16 ans) : “Je viens de trouver un préservatif sur la véranda.”
– Orly (16 ans) : “C'est quoi un préservatif ?”

Adresses - numéros verts - minitel

SIDA INFO SERVICE - 05.36.66.36

En novembre 1990, l'A.F.L.S. et l'association AIDES créent un service d'écoute téléphonique sur le S.I.D.A. fonctionnant 24 h / 24 par l'intermédiaire d'un numéro vert (appel gratuit). Ce type de service était jusqu'alors assuré par les associations de malades mais l'importance de la demande de la part du public et la nécessité de réponses homogènes a justifié le regroupement et l'organisation de Sida Info Service.

Le service d'écoute téléphonique tente de répondre aux demandes d'*information*, de *soutien* et de *conseil* de la part des appelants. Il s'adresse à toute personne concernée par le V.I.H., malades ou séropositifs aussi bien que leur famille, mais répond également à toutes les questions suscitées par l'épidémie du S.I.D.A. dans la population générale.

En pratique, ce numéro vert a été décentralisé et correspond à huit centres régionaux, ce qui permet une information de proximité : adresses des Consultations de Dépistage, des consultations hospitalières spécialisées.

Les centres régionaux tiennent à jour leurs informations concernant les services sanitaires, sociaux, juridiques vers lesquels ils renvoient leurs interlocuteurs.

Si les demandes de renseignements pratiques constituent une partie importante des appels, l'anxiété voire l'angoisse occupe une part prépondérante de l'écoute téléphonique. Que l'anxiété soit due à un comportement à risques, à un manque d'information, ou un trop-plein d'affirmations, à la crainte de ne pas comprendre ou à la peur d'avoir trop bien compris, l'appel téléphonique permettra d'éviter les comportements extrêmes pouvant aller jusqu'à des solutions suicidaires.

En six mois d'existence, Sida Info Service a recensé 150 000 appels. Actuellement, le nombre de ces appels s'est stabilisé autour de 600 par jour. La tranche d'âge la plus représentée se situe chez les 20-30 ans (un appel sur trois). En province, 30 % des appels proviennent d'enfants ou d'adolescents. Un quart seulement des sujets qui téléphonent connaissent leur statut sérologique vis-à-vis du V.I.H. Ce service correspond bien à une demande d'information du grand public, et essentiellement des sujets séronégatifs ou qui pensent l'être.

Adresses utiles

– A.A.C.S. (Association des Artistes Contre le S.I.D.A.),
5 rue du Bois de Boulogne, 75116 Paris, tél : 45 00 53 53.
– A.A.C.T.E.S. (Association de Coopération et de Coordination de Travaux d'Etudes sur le S.I.D.A.), 21 rue de Dantzig, 75015 Paris, tél : 42 73 88 46.
– ACT-UP Paris, BP 231, 75822 Paris Cedex 17,
tél : 42 63 44 78.
– A.D.T. (Association de Défense des Transfusés),
11 rue Bailly, 75003 Paris, tél : 40 27 84 44.
– A.F.H. (Association Française des Hémophiles),
6 rue Alexandre-Cabanel, 75739 Paris Cedex 15,
tél : 45 67 77 67.
– A.F.L.S. (Agence Française de Lutte contre le S.I.D.A.), Immeuble Le Berry, 2 rue Auguste Comte, 92170 Vanves,
tél : 46 62 44 40.
– AIDES, 247 rue de Belleville, 75019 Paris,
tél : 44 52 00 00.
– A.L.S., BP 1208, 69209 Lyon Cedex 01, tél : 78 27 80 80

– A.N.R.S. (Agence Nationale de Recherche sur le S.I.D.A.), 66 bis avenue Jean Moulin, 75014 Paris, tél : 45 41 12 00.

– APARTS, 45 rue Rébeval, 75019 Paris, tél : 42 45 24 24.

– ARCAT-SIDA (Association de Recherche, de Communication et d'Action pour le Traitement du S.I.D.A.), 57 rue St-Louis-en-l'Ile, 75004 Paris, tél : 43 54 67 15.

– C.A.R.D.I.F. (Centre d'Assistance Respiratoire d'Ile-de-France), 67/69 rue de la Colonie, 75013 Paris, tél : 45 65 00 47.

– *Centre Charonne*, 2 rue J.-J. Rousseau, 75001 Paris, tél : 42 60 02 30.

– *Centre Didro*, 9 rue Pauly, 75014 Paris, tél : 45 42 75 00.

– *Centre Médical Marmottan*, 19 rue Armaillé, 75017 Paris, tél : 45 74 00 04.

– *Centre Pierre Nicole*, 27 rue Pierre Nicole, 75005 Paris, tél : 43 25 82 52.

– C.I.V.I.S. (Centre interprofessionnel pour l'Information sur l'infection à V.I.H. et le S.I.D.A.), 57 rue Saint-Louis-en-l'Ile, 75004 Paris, tél : 43 54 67 15.

– C.N.S. (Conseil National du S.I.D.A.), 7 rue d'Anjou, 75008 Paris, tél : 40 07 01 06.

– C.R.I.P.S. (Centre Régional d'Information et de Prévention du S.I.D.A.), 3/5 rue de Ridder, 75014 Paris, tél : 40 44 41 41.

– *Différence... Positif*, 52 rue Terre Neuve, 75020 Paris, tél : 42 65 20 89.

– *Direction des Hôpitaux - Mission S.I.D.A.*, Ministère de la Santé, 8 avenue de Ségur, 75007 Paris, tél : 40 56 46 58.

– F.I.R.S.T. (Formation Intervention Recherche S.I.D.A. Toxicomanie), 27 rue Pierre Nicole, 75005 Paris, tél : 43 25 82 52.

– H.A.D. (Hospitalisation à Domicile), 47 bd de l'Hôpital, 75013 Paris, tél : 45 70 36 40.

– I.N.S.E.R.M., (Institut National de la Santé et de la Recherche Médicale), 101 rue de Tolbiac, 75654 Paris Cedex 13.

– *Maison des Homosexualités*, 25 rue Michel le Comte, 75003 Paris, tél : 42 77 72 77.

– *Le Trait d'Union*, 14 Bd Jean Jaurès, 92100 Boulogne, tél : 46 04 79 74.

– V.L.S. (Vaincre Le S.I.D.A.), BP 435, 75233 Paris Cedex 05 tél : 45 35 00 03.

– V.L.S. à domicile, 45 rue de Saintonge, 75003 Paris, tél : 42 77 82 82.

Services Télématiques

3615 AIDS : (serveur de l'association AIDES) information, prévention, coordonnées des associations régionales, possibilité de poser des questions à des spécialistes du S.I.D.A.

3615 GPH : choix 6 (votre santé), serveur de Gai Pied Hebdo, dossier S.I.D.A., adresses utiles, prévention, guide du sexe sans risque.

3615 INFOS : Mot-clé S.I.D.A. Les chiffres de l'épidémie, la recherche, l'actualité, toutes les dépêches de l'A.F.P., coordonnées utiles, codes télématiques, centres de dépistage, remis à jour quotidiennement.

3615 SIDA : service télétel de l'assistance publique des hopitaux de Marseille, actualité, prévention, recherche, législation.

3615 SIDATEL : actualité, infos par mots-clés, adresses utiles.

3615 SKY : serveur de la radio SKYROCK, commande de préservatifs par minitel.

Pour en savoir plus

A.P.H.P./ARCAT-SIDA, *Le S.I.D.A. : réponses aux questions du personnel de santé,* mars 1990, à commander à ARCAT-SIDA.

Bulletin Epidémiologique Hebdomadaire, *S.I.D.A. et infection par le V.I.H.*, Numéro spécial, Paris, novembre 1990.

Cahier de droit et d'éthique de la santé, 1990,1, n° 3-4, Editions A. Lacassagne / Edition Fondation M. Mérieux.

J.-P. Cassuto, A. Pesce, J.-F. Quaranta, *Le S.I.D.A.* Paris, Collection "Que sais-je ?", Presses Universitaires de France. 3e édition, 1990.

J.-P. Cassuto, A. Pesce, J.-F. Quaranta, *S.I.D.A. et infection à V.I.H.*, Paris, Collection Abrégés, Masson,1990.

Centre Européen pour la Surveillance Epidémiologique du S.I.D.A., Rapports trimestriels, n° 28 et 29, 1991.

A. Charles-Nicolas, *S.I.D.A. et toxicomanie-Répondre,* Paris, Frison-Roche, 1989.

VIIe Conférence Internationale sur le S.I.D.A. (abstracts) Florence, 16-21 juin 1991.

J. Dormont, *Le traitement précoce de l'infection par le V.I.H.*, Paris, Médecine-Sciences Flammarion, 1991

M. Grmek, *Histoire du S.I.D.A.*, Paris, Payot éditeur, 1990.

Le S.I.D.A., Guide pratique 1991, sous la direction du Pr W. Rozenbaum, Impact Médecin, Dossiers du praticien n° 98, avril 1991.

Le journal du S.I.D.A., mensuel d'information, de débats et d'analyses sur le S.I.D.A., co-édité par ARCAT-SIDA et CIVIS, 57 rue Saint-Louis-en-l'Ile, 75004 Paris.

Libération, *S.I.D.A.,* n° 3, novembre 1989.

N. Mauriac, *Le Mal entendu : le S.I.D.A. et les médias*, Paris, Plon, 1990.

Psychologie du S.I.D.A., approches psychanalytiques, psychosomatiques et socio-éthiques, sous la direction de A. Ruffiot, Bruxelles, Pierre Mardaga éditeur, 1990.

M. Rosenheim et A. Itoua-Ngaporo, *S.I.D.A.-Infection à V.I.H.-Aspects en zone tropicale*, éditions Ellipses/Aupelf, Paris, 1989.

S.I.D.A., enfant, famille : les implications de l'infection à V.I.H. pour l'enfant et la famille, Centre International de l'Enfance, Paris 1990, C.I.E., Château de Longchamp, Bois de Boulogne, 75016 Paris.

S.I.D.A.venture, Paris, éditions Syllepse, 1989.

BIBLIOTHÈQUE-DISCOTHÈQUE MUNICIPALE 93220 GAGNY

Achevé d'imprimer en octobre 1991
sur les presses de l'Imprimerie Carlo Descamps
59163 Condé-sur-l'Escaut

Dépôt légal: octobre 1991
N° d'imprimeur: 7133
Imprimé en France